120   Anaesthesiologie und Intensivmedizin
Anaesthesiology
and Intensive Care Medicine

Herausgeber:
H. Bergmann · Linz (Schriftleiter)
J. B. Brückner · Berlin   R. Frey · Mainz
W. F. Henschel · Bremen   M. Gemperle · Genf
O. Mayrhofer · Wien   K. Peter · München

Ernst Günter Star

Äthylenoxid-Sterilisation

Mit 2 Abbildungen

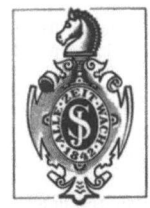

Springer-Verlag
Berlin Heidelberg New York 1979

Dr. med. Ernst Günter Star
Institut für Anaesthesiologie
der Universität
Langenbeckstraße 1, 6500 Mainz

ISBN-13: 978-3-540-09294-0 e-ISBN-13: 978-3-642-67249-1
DOI: 10.1007/978-3-642-67249-1

CIP-Kurztitelaufnahme der Deutschen Bibliothek. *Star, Ernst G.:* Äthylenoxid-Sterilisation/ E. G. Star. - Berlin, Heidelberg, New York : Springer, 1979. (Anaesthesiologie und Intensivmedizin ; 120)

Das Werk ist urheberrechtlich geschützt. Die dadurch begründeten Rechte, insbesondere die der Übersetzung, des Nachdruckes, der Entnahme von Abbildungen, der Funksendung, der Wiedergabe auf photomechanischem oder ähnlichem Wege und der Speicherung in Datenverarbeitungsanlagen bleiben, auch bei nur auszugsweiser Verwertung, vorbehalten. Bei Vervielfältigungen für gewerbliche Zwecke ist gemäß § 54 UrhG eine Vergütung an den Verlag zu zahlen, deren Höhe mit dem Verlag zu vereinbaren ist.

© by Springer-Verlag Berlin Heidelberg 1979.
Softcover reprint of the hardcover 1st edition 1979

Die Wiedergabe von Gebrauchsnamen, Warenbezeichnungen usw. in diesem Werk berechtigt auch ohne besondere Kennzeichnung nicht zu der Annahme, daß solche Namen im Sinn der Warenzeichen- und Markenschutzgesetzgebung als frei zu betrachten wären und daher von jedermann benutzt werden dürften.

Druck und Bindearbeiten: Offsetdruckerei Julius Beltz KG, Hemsbach
2127/3140-543210

Vorwort

Seit einiger Zeit hat das Interesse an der Äthylenoxid-Gas-Sterilisation außerordentlich zugenommen. Veröffentlichungen aus aller Welt haben dazu beigetragen.

Die Grundlagen der Äthylenoxid-Sterilisation sind relativ kompliziert. Ich habe mich bemüht, das Thema so zu behandeln, daß sich auch der vielbeschäftigte Kliniker mit dieser Sterilisationsmethode vertraut machen kann. Ziel meiner Arbeit war es, einen Überblick über das Verfahren und seine Anwendung zu geben.

Die vorliegende Monographie wendet sich daher nicht nur an Anaesthesisten, sondern auch an Chirurgen und alle, die sich für die Gas-Sterilisation mit Äthylenoxid interessieren.

Mainz, im Januar 1979   Ernst Günter Star

Inhaltsverzeichnis

1	**Grundbegriffe der Äthylenoxid-Sterilisation**	1
1.1	Die Entwicklung der Äthylenoxid-Sterilisation	1
1.2	Physikalische und chemische Eigenschaften des Äthylenoxids	1
1.3	Wirkungsweise des Äthylenoxids und Grundvoraussetzungen für die Sterilisation	4
1.4	Sterilisationszeiten, Temperaturen und Gaskonzentration	5
1.5	Relative Luftfeuchtigkeit	5
2	**Sterilisationsverfahren**	7
2.1	Überdruck	7
2.2	Unterdruck	7
3	**Kontrollen des Sterilisationsvorganges**	11
3.1	Chemische und biologische Kontrollen	11
3.2	Standardisierung der biologischen Überprüfung	11
4	**Anwendungsgebiete und Vorbereitung für die Äthylenoxid-Sterilisation** . .	13
4.1	Anwendungsgebiete der Äthylenoxid-Sterilisation	13
4.2	Vorbereitungen für die Äthylenoxid-Sterilisation	14
4.3	Verpackung der zu sterilisierenden Gegenstände	14
4.3.1	Papierverpackungen	15
4.3.2	Folienverpackung	15
4.4	Beschickung der Sterilisierkammer	15
4.5	Durchdringungsvermögen des Äthylenoxids	15
5	**Schäden durch die Äthylenoxid-Sterilisation**	17
5.1	Materialschäden durch Äthylenoxid	17
5.2	Desinfektionsmittel und andere Sterilisationsmethoden	17
5.3	Vakuum-Schäden und Schäden durch Überdruck bei der Äthylenoxid-Sterilisation	18
5.4	Schäden am Menschen durch retiniertes Äthylenoxid und seine Zerfallsprodukte	18
6	**Absorption und Desorption von Äthylenoxid**	21
6.1	Absorption von Äthylenoxid im Sterilisiergut und Bestimmung von „sicheren" Rückstandsmengen	21
6.2	Entgasung von restlichem Äthylenoxid aus dem Sterilisationsgut . . .	23
6.3	Auslüftungszeiten	23

7	**Nebenprodukte des Äthylenoxids bei der Sterilisation**	25
7.1	Äthylenglykol und Äthylenchlorhydrin	25
7.2	Gamma-Strahlen und Äthylenoxid	25
8	**Lagerung des sterilisierten Gutes, Schutz des Bedienungspersonals, Schlußfolgerungen und Ausblick**	27
8.1	Verwendbarkeit der sterilisierten Gegenstände	27
8.2	Sicherheit für das Bedienungspersonal	27
8.3	Schlußfolgerungen und zukünftige Entwicklung	29
9	**Zusammenfassung**	31
10	**Summary**	33
11	**Literatur**	35
12	**Sachverzeichnis**	41

1 Grundbegriffe der Äthylenoxid-Sterilisation

1.1 Die Entwicklung der Äthylenoxid-Sterilisation

Viele in der modernen Medizin verwendete Gegenstände können nicht durch trockene Hitze oder Dampf sterilisiert werden, ohne daß erhebliche Materialschäden auftreten. Mitunter werden sie sogar zerstört oder unbrauchbar gemacht. Dies trifft vor allem für Kunststoffe sowie empfindliche Meß- und optische Geräte zu. Eine Möglichkeit, dieses Temperaturproblem zu lösen, bietet die Gas-Sterilisation mit Äthylenoxid *(17, 52)*, bei welcher im allgemeinen Temperaturen von etwa 50°C verwendet werden.

1.2 Physikalische und chemische Eigenschaften des Äthylenoxids

Äthylenoxid (1,2 Oxido-Äthan), das bereits im Jahre 1859 entdeckt wurde, ist ein Epoxid. Auch unter dem Namen Oxiran bekannt, ist es der einfachste Vertreter der Olefin-Oxide. Unter normalen atmosphärischen Bedingungen ist es ein farbloses, ätherisch riechendes Gas. Es wird großtechnisch aus Äthylen durch Oxidation mit Luft hergestellt. Sein Molekulargewicht ist 44,05, sein Siedepunkt (bei 760 mm Hg) 10,73°C. Die Zündtemperatur in Luft beträgt 430°C, seine Selbstzündungstemperatur 571°C *(16)*.

$$C_2H_4O = H-\overset{\overset{H}{|}}{\underset{\diagdown}{C}}-\overset{\overset{H}{|}}{\underset{\diagup}{C}}-H$$
$$O$$

Wie ein Blick auf seine Formel zeigt, handelt es sich um einen äußerst reaktionsfreudigen Körper, der mit allen Verbindungen reagiert, die aktiven, d.h. leicht abspaltbaren Wasserstoff besitzen, wie z.B. Wasser, Alkohole, Amine, Ammoniak und dergleichen. Aus diesem Grunde findet es in der Industrie als Ausgangsprodukt zur Herstellung von Lösungsmitteln, Kunststoffen, Textilhilfsmitteln und Waschrohstoffen Verwendung. Ferner zeigt Äthylenoxid große Neigung zur Polymerisation. Als Katalysatoren können bestimmte Metalle, Kohlenstoff oder auch Säuren und Basen dienen. Dieser Polymerisationsvorgang ist eine exotherme Reaktion, die unter Umständen explosiv verlaufen kann. Äthylenoxid bildet in Konzentrationen von etwa 3 bis 100 Vol. % mit Luft vermengt ein zündbares Gemisch bzw. ist in bestimmten Konzentrationen auch ohne Zusatz von Luft zündbar *(22)*. Durch Zugabe von Inertgasen wie CO_2 oder Freon kann die Entstehung von zündbaren Gemischen in der Sterilisierkammer vermindert werden. Voraussetzung hierfür ist, daß ein Zutritt größerer Luftmengen in die Kammer auch bei apparativen Fehlern, wie z.B. undichten Türen, vermieden wird (siehe auch unter Sicherheitsbestimmungen für das Bedienungspersonal). Überdruckverfahren wie das amerikanische AMSCO (American Sterilizer Company) oder das deutsche STERIVIT-Verfahren arbeiten mit Äthylenoxid-Inertgas-Gemischen.

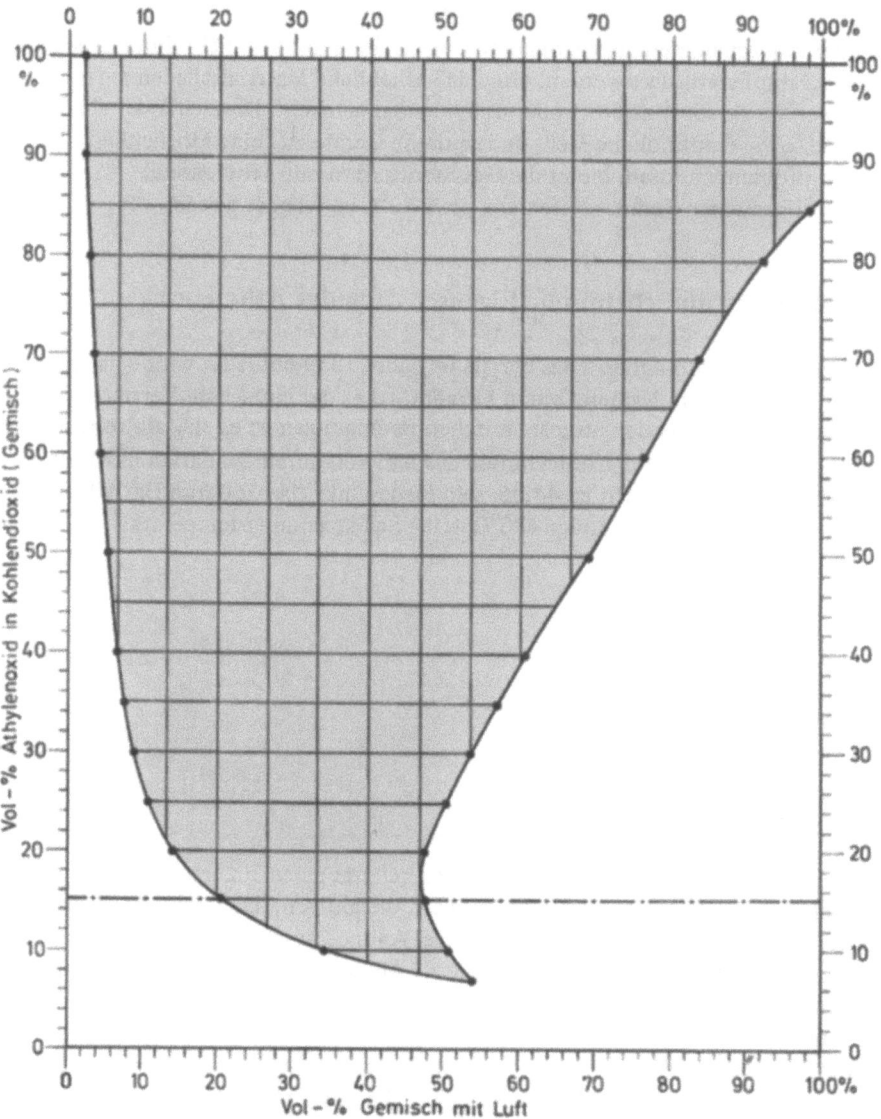

Abb. 1. Zündbereich von Äthylenoxid – CO_2 bei Luftbeimischung
(Nach Angaben der Bundesanstalt für Materialprüfung BAM in Berlin)

Die schraffierte Fläche des Diagramms veranschaulicht den Zündbereich von Äthylenoxid-Kohlendioxid-Luftgemischen. Bei einem 15 Vol. % Äthylenoxid – 85% Kohlendioxid-Gemisch liegt z.B. der Zündbereich durch Luftbeimischung zwischen 21 und 49% *(22)*. Wie wir später noch sehen werden, verhindert das Vorvakuum in modernen Gas-Sterilisatoren die Entstehung zündfähiger Gas-Luft-Gemische in der Kammer *(36)*. Als zusätzliche Sicherung werden Überdruck-Sterilisatoren noch mit einer kontinuierlichen Randabsaugung um die Türen versehen. Diese verhindert bei einem evtl. Undichtwerden der Kammertüren den Austritt des giftigen Äthylenoxids in den Sterilisierraum und evtl. einen nachfolgenden Lufteintritt in die Kammer.

Die zweite Methode ist die Sterilisation im Unterdruckverfahren, bei dem zunächst ein Unterdruck von weniger als 100 Torr erzeugt wird. Die im Sterilisationsgerät vorhandene Luft wird dabei fast vollständig abgesaugt und durch gasförmiges Äthylenoxid ersetzt. Der Arbeitsdruck verbleibt im Unterdruckbereich, und da keine Zündquelle in der Sterilisierkammer vorhanden ist, besteht auch keine Explosionsgefahr mehr.

Mayr *(69)* und Jordy und Suhr *(46)* schlugen die Verwendung eines Äthylenoxid-Methylformiatgemisches vor, das nach ihrer Ansicht höhere Sicherheiten bieten soll. Dieses Gemisch wurde unter dem Namen Etoxiat in den Handel gebracht, hat sich aber bisher nicht durchsetzen können.

Tabelle 1. Äthylenoxid und Äthylenoxid-Gemische

Äthylenoxid (rein)		=	$\begin{array}{c} H_2C - CH_2 \\ \diagdown \diagup \\ O \end{array}$ = 100% Äthylenoxid (ÄO)
		=	Oxiran
		=	Mel-Gas (MSA)
		=	Steri-Gas (APC)
		=	Steri-Vac-Gas (3 M)
Etox	(Degesch)	=	90% ÄO + 10% CO_2
Etoxiat	(Degesch)	=	50% ÄO + 50% $HCOOCH_3$
Oxyfume-20	(UCCC)	=	20% ÄO + 80% CO_2
Sterivit-Gas	(DMB)	=	15% ÄO + 85% CO_2
Pennoxide	(PEC)	=	12% ÄO + 88% Freon 12
Cry-Oxide	(BVL + AStC)	=	11% ÄO + 79% Freon 11 + 10% Freon 12
Cry-Oxide	(TMC)	=	11% ÄO + 54% Freon 11 + 35% Freon 12
Carboxide	(UCCC)	=	10% ÄO + 90% CO_2
Cartox	(Degesch)	=	10% ÄO + 90% CO_2

Waschkow und Pristschep *(102)* haben Sterilisationsversuche mit einem Gemisch von Äthylenoxid und Methylbromiddämpfen (1,5 : 1) durchgeführt. Dieses „OB-Gemisch" soll nicht explosiv sein, und die Sterilisation kann nach den Autoren bei atmosphärischem Druck vorgenommen werden.

1.3 Wirkungsweise des Äthylenoxids und Grundvoraussetzungen für die Sterilisation

Man nimmt an, daß der Zelltod von Bakterien und anderen Keimen durch Alkylierung eintritt *(34, 75)* (Abb. 2). Dabei reagiert das Äthylenoxid mit unterschiedlicher Geschwindigkeit an den verschiedenen prosthetischen Gruppen des Zelleiweißes. Äthylenoxid vermag auch mit den Nukleinsäuren von Bakterien Phosphortriester zu bilden. Die primären Äthylenoxid-Reaktionsprodukte können sich wahrscheinlich nach der Begasung noch in andere für die Zelle letale oder mutagene Produkte umwandeln *(45)*.

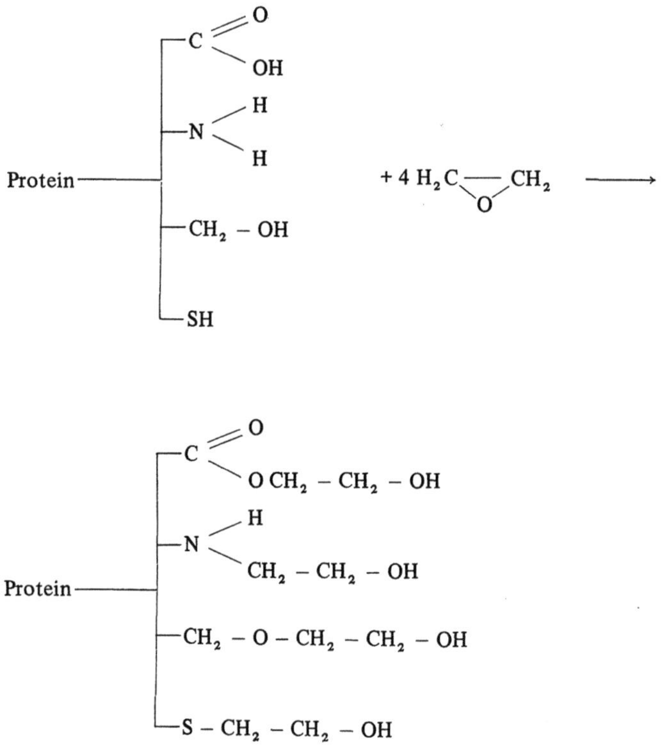

Abb. 2. Alkylierungsprozeß von Äthylenoxid an den prosthetischen Gruppen eines Proteins (schematisch)

In vier Arbeiten berichteten Phillips und Kaye *(75)* im Jahre 1949 über die Grundlagen der Äthylenoxid-Sterilisation. Auch heute noch gelten die vier Grundbedingungen, die für eine erfolgreiche Äthylenoxid-Sterilisation eingehalten werden müssen:
1. Sterilisationszeit
2. Temperatur
3. Gaskonzentration
4. Relative Luftfeuchtigkeit und absolute Feuchte der Keime

Die ersten drei Bedingungen sind weitgehend voneinander abhängig. Die Veränderung einer dieser Größen macht eine Änderung einer oder mehrerer der anderen Größen erforderlich. Eine gewisse Mindesttemperatur, Einwirkungszeit, Gaskonzentration und Feuchte des Sterilisiergutes sind jedoch in jedem Falle erforderlich.

1.4 Sterilisationszeiten, Temperaturen und Gaskonzentration

Unter 12°C ist keine nennenswerte Sterilisationswirkung durch Äthylenoxid festgestellt worden *(77)*. Innerhalb bestimmter Grenzen hingegen geht die Sterilisation um so rascher vor sich, je höher Gaskonzentration und Sterilisationstemperatur sind. Dabei wird die Sterilisationszeit für jeden Temperaturanstieg um 16°C annähernd halbiert *(27)*. Bei 42°C und 470 mg/l beträgt sie z.B. nach amerikanischen Angaben *(21)* acht Stunden, bei 55°C und 470 mg/l nur noch etwa 4 Std, bei 55°C und 650 mg/l drei Stunden, und 1200 mg/l bei 55°C reduzieren die Sterilisationszeit auf ungefähr 2 Std. Temperaturen über 55°C und Äthylenoxid-Konzentrationen von mehr als 1400 mg/l haben sich als unpraktisch erwiesen, da damit kaum noch eine Wirkungssteigerung zu erzielen ist *(27)*. Außerdem gingen bei derartigen Temperaturen die Vorteile der Äthylenoxid-Sterilisation gegenüber hitzeempfindlichen Materialien wieder verloren. Die Zeit-Konzentrationskurven verlaufen aber nicht einfach linear, wie ursprünglich angenommen *(75)*, sondern weichen in bestimmten Bereichen bei gewissen Gaskonzentrationen und Temperaturen von diesem Schema ab *(27)*.

1.5 Relative Luftfeuchtigkeit

Ausgetrocknete Keime lassen sich nur schwer abtöten. Die notwendige Befeuchtung der Keime im Sterilisator erfolgt entweder durch aktive Wasserdampfinjektion nach der Vorvakuumphase oder bei den kleineren Sterilisatoren durch Zugabe einer bestimmten Wassermenge in die Sterilisierkammer. Die exakte Messung bzw. Regelung der relativen Feuchte in der Kammer stößt auf erhebliche technische Schwierigkeiten. Dies ist einer der Gründe, warum man bei den automatisch klimatisierten Gassterilisatoren jetzt mit einem Feuchtigkeitsüberschuß im Grenzbereich der relativen Feuchte arbeitet, um auch unter ungünstigen Voraussetzungen eine ausreichende Befeuchtung der Keime zu gewährleisten *(80)*.

2 Sterilisationsverfahren

Bei fast allen heutzutage in Klinik und Praxis verwendeten Gassterilisatoren läuft der gesamte Sterilisationsprozeß vollautomatisch ab. Einige der gebräuchlichsten Äthylenoxid-Sterilisatoren sollen kurz beschrieben werden.

2.1 Überdruck
DMB-STERIVIT-Gerät der Firma DMB Apparatebau in Wiesbaden (früher Mainz)

Diese Geräte arbeiten nach dem „Mainzer Sterilisationsverfahren" mit Überdruck *(54)*. Sie werden in einer Modellreihe von 100 bis 2000 Liter Nutzinhalt hergestellt. Das Sterilisationsprogramm beginnt mit einem 5 min anhaltenden Vorvakuum von etwa 100 Torr. Nach Beendigung desselben wird das Sterilisiergut auf eine Sterilisationstemperatur von etwa 55°C vorgewärmt und 15 min lang befeuchtet. Sodann strömt das Äthylenoxid-CO_2-Gasgemisch (15 Vol.% ÄO, 85 Vol.% CO_2) etwa 3 min lang ein. Nach Erreichen eines Sterilisationsdruckes von 5,5 kg/cm² beginnt der eigentliche Sterilisationsvorgang, welcher normalerweise etwa 60 min dauert. Die Sterilisationszeiten sind einstellbar. Wir verwenden je nach Material Zeiten von 60 bis 90 min. Nach Beendigung der Sterilisationszeit strömt das Gas in etwa 3 min ins Freie ab. Daran schließt sich ein Nachvakuum von wiederum etwa 5 min, und schließlich erfolgt eine Nachspülung mit steriler Luft durch einen Steril-Filter. Die Äthylenoxid-Konzentration beträgt etwa 1200 mg/l und die relative Luftfeuchtigkeit in der Befeuchtungsphase zwischen 90 und 95%.

2.2 Unterdruck
WEBECO ÄTOMAT der Firma Webecke & Co. in Bad Schwartau

Diese Gas-Sterilisatoren werden serienmäßig in verschiedenen Größen mit einem jeweiligen Nutzraum von 22 l, 45 l und 210 l hergestellt. Darüber hinaus sind für die Industrie Sonderanfertigungen möglich. Sämtliche Webeco Gas-Sterilisatoren arbeiten nach dem Unterdruckverfahren. Nach Vorwärmen der Sterilisierkammer wird diese beschickt. Danach wird die in Nutzraum und Gut befindliche Luft vor der Wirkgas-Einleitung durch ein Vakuum-Diffusionsverfahren fast vollständig entfernt und in der Kammer automatisch Dampf von etwa 55°C erzeugt, so daß das Sterilisiergut optimal klimatisiert wird. Dieser Vorgang dauert ca. 35 min. Während dieser Klimatisierung wird das Apparatesystem auf Dichtigkeit geprüft. Bei dichtem Apparat wird eine in der Kammer befindliche Gas-Kartusche selbsttätig geöffnet, so daß das Sterilisiergas ausströmt. Hierfür wird reines Äthylenoxid in Einmalkartuschen verwendet. Das 210-l-Gerät wird aus einer Druckgasflasche gespeist. Das ausströmende Gas erfüllt die Kam-

mer mit einem Gasdruck, der im Unterdruckbereich verbleibt (− 0,1 bar). Die Äthylenoxid-Konzentration beträgt etwa 1400 mg/dm^3. Das Gas wirkt nun ca. 90 min auf das Gut ein.
Nach Ablauf der Sterilisierzeit tritt automatisch die Vakuumpumpe wieder in Funktion. Das Gas wird in wechselnder Folge abgesaugt und mit steril gefilterter Luft ausgespült. Dieser Vorgang dauert etwa 15 min. Erst nach Beendigung der Luftspülung kann die während des Betriebes automatisch verriegelte Tür geöffnet und das Gut entnommen werden. Bei Stromausfall während der Sterilisation bleibt das Programm stehen. Ein Überhitzungsschutz macht das Gerät bei einer evtl. Überhitzung ebenfalls stromlos.

Münchener Medizin Mechanik (MMM) in Planegg bei München

Die Kartuschen-Gas-Sterilisatoren der Münchener Medizin Mechanik arbeiten ebenfalls nach dem Unterdruckverfahren. Sie verwenden einen Arbeitsdruck von ca. 960 mbar und Äthylenoxid-Konzentrationen von etwa 1400 bis 1500 mg/dm^3 bei 55°C Temperatur. Sie werden in verschiedenen Größen mit Nutzräumen von 20 bis 99 l hergestellt. Je nach Größe werden eine oder mehrere Einmal-Kartuschen mit 30 bis 67 g reinem Äthylenoxid verwendet.
Nach einem 10minütigen Vorvakuum von etwa 90 Torr erfolgt die Klimatisierung in der aufgeheizten Sterilisierkammer. Daran schließt sich ein zweites Vorvakuum von 5 min. Die Sterilisierzeit beträgt 90 min. Schließlich erfolgt im Nachvakuum ein mehrmaliger Absaugungs- und Belüftungsvorgang von 45 min, so daß die gesamte Betriebszeit etwa 3 Std beträgt.
Den vorgeschriebenen Sicherheitsforderungen wird wie folgt entsprochen: Während der Vorvakuumphase wird automatisch überprüft, ob das Gerät auch wirklich dicht verschlossen ist. Sind eine Tür oder die Kartuschenkammer durch Unachtsamkeit nicht dicht zugeschraubt, bleibt die Automatik stehen und die Sterilisierkartusche wird nicht aufgeschnitten. Eine weitere Sicherheit bietet die Verriegelungswelle. Nach Abschluß der Befeuchtungsphase wird die Verschlußtür verriegelt. Die Tür bleibt bis zum Abschluß des Programms gesperrt und kann vor dessen Ende auch bei Stromausfall nicht mehr geöffnet werden. Ein Sicherheitstemperaturbegrenzer, vom Werk auf 75°C eingestellt, schaltet die Heizung ab, falls die Betriebstemperatur unzulässig hoch ansteigt. In diesem Falle wird der Ablauf des Sterilisationsprogramms unterbrochen.
Neben den Kartuschen-Gas-Sterilisatoren werden von der Firma MMM auch Flaschen-Gas-Sterilisatoren angeboten, die reines Äthylenoxid im Unterdruckverfahren verwenden. Für industrielle Zwecke stellt die Firma große Gas-Sterilisatoren her, die nach dem Überdruckverfahren mit Äthylenoxid-Kohlendioxid-Gemischen (Cartox) arbeiten.

STERI-VAC Sterilisator und Lüfter der Firma 3 M Deutschland in Neuss

Der modernste auf dem Markt befindliche Äthylenoxid-Gas-Sterilisator ist der STERI-VAC 400 B der Firma 3 M in Neuss. Er ist der einzige, der sowohl bei einer Temperatur von 55°C als auch bei 37°C verwendet werden kann. Dies ist ein großer Vorteil für die Sterilisation von besonders hitzeempfindlichen Gegenständen. Die Betriebszeiten betragen beim 55°C Zyklus etwa 3 Std. und beim 37°C Zyklus etwa 5 Std. Der

Programmablauf ist ähnlich wie bei den anderen Unterdrucksterilisatoren. Das Fassungsvermögen beträgt 115 l, verwendet werden Einmalkartuschen von 134 Gramm reinem Äthylenoxid. Die üblichen Sicherheitsvorrichtungen wie elektronische Überwachung, automatische Druckregulierung, Türverriegelung und Überhitzungsschutz sind selbstverständlich ebenfalls vorhanden. Neben der normalen Absaugung und Luftspülung am Ende des Sterilisationsvorganges hat er noch eine zusätzliche Sicherung. Wenn das Sterilisiergut nicht innerhalb von kurzer Zeit nach Sterilisationsende aus der Sterilisierkammer entnommen wird, schaltet sich die Luftspülung automatisch wieder ein. Dies verhindert einen Wiederanstieg der Äthylenoxid-Konzentrationen in der Kammer durch die beginnende Restausgasung.
Eine ideale Ergänzung zum STERI-VAC Äthylenoxid-Gas-Sterilisator ist der STERI-VAC Lüftungsschrank Modell 20. Er hat einen Inhalt von 460 l und besteht aus 4 Kammern, die gleichzeitig oder getrennt voneinander in Betrieb genommen werden können. Er arbeitet mit einem kontinuierlichen Luftstrom von $62° \pm 5°C$. Bei Betrieb sämtlicher Kammern werden insgesamt 460 l gefilterte Frischluft pro Minute umgewälzt und ins Freie ausgeblasen. Durch seine Anwendung werden nicht nur die Ausgasungszeiten erheblich verkürzt sondern auch das Bedienungspersonal wesentlich geringeren Äthylenoxid-Rückständen ausgesetzt.

3 Kontrollen des Sterilisationsvorganges

3.1 Chemische und biologische Kontrollen

Es gibt zwei Möglichkeiten, den Sterilisationsvorgang zu kontrollieren: eine physikalisch-chemische mittels Indikatoren und die biologische Prüfung. Während die Ergebnisse der biologischen Prüfung im allgemeinen erst nach 7 bis 14 Tagen Bebrütung vorliegen *(11)*, könnten die chemischen Indikatoren sofort abgelesen werden. Die käuflichen chemischen Sterilisationsindikatoren haben den Nachteil, daß sie meist nur einen qualitativen Nachweis von Äthylenoxid erbringen. Sie können keine Aussage darüber machen, ob Sterilität erzielt worden ist. Der entscheidende Mangel dieser chemischen Indikatoren ist, daß sie mit Ausnahme des von Royce und Bowler *(83)* angegebenen keine Aussage über die Sterilisationstemperatur, die Einwirkungszeit und die vorhandene Gaskonzentration machen können. Der vierte Parameter, die Feuchtigkeit, wurde von keinem der bisher genannten Indikatoren berücksichtigt. Struppe *(91)* entwickelte einen chemischen Indikator, der die Überwachung sämtlicher vier für die Sterilisation notwendigen Faktoren ermöglichen sollte. Dieser Indikator bestand aus einem mit Salzlösung gefüllten Beutel und einem in Folie eingesiegelten Kobaltpapier. Die Anzeige erfolgte durch Farbumschlag des Indikatorbeutelinhaltes von gelb nach violett und des Papiers von blau nach rot. Das Verhalten dieses Indikators stimmte bei vergleichenden Untersuchungen mit der Abtötung von Keimen bei der routinemäßigen klinischen Äthylenoxid-Sterilisation überein *(91)*. Dieser Indikator ist allerdings z.Zt. im Handel nicht erhältlich. Daher müssen biologische Prüfungen vorgenommen werden *(80)*. Diese sollten bei der Fabrikationsendkontrolle und der ersten Inbetriebnahme der Sterilisationsgeräte erfolgen *(10)*, danach mindestens alle sechs Monate *(12)*, und bei technischen Störungen im Betrieb sofort *(66)*.

3.2 Standardisierung der biologischen Überprüfung

Die Standardisierung von biologischen Testen bereitete erhebliche Schwierigkeiten *(65, 100)*. Es bestand zwar seit langem Übereinstimmung, daß sich gewisse Keime aus den verschiedensten Gründen nicht als Testobjekte für Gas-Sterilisatoren eignen *(3, 49, 92, 104)*. Hinzu kam, daß man nicht immer die gleiche Keimzahl verwendete. Auch wurden eine ganze Reihe vom Keimträgern wie Papier *(51)*, Aluminiumfolie *(8, 50)*, Baumwollfäden, Plastik oder Glas *(85)* mit recht unterschiedlichen Eigenschaften in bezug auf Befeuchtung und Gasdurchdringung benutzt.
Zur Überprüfung von Gas-Sterilisatoren werden jetzt Bioindikatoren verwendet, wie sie in der Vornorm DIN 58 948, Teil 4 beschrieben sind. Mit der Durchführung von biologischen Kontrollen sind Hygiene-Institute zu beauftragen. Nachdem die Norm jetzt vorliegt und sich voraussichtlich über die nächste Zeit nicht ändern wird, kann

jedes Hygiene-Institut solche Proben herstellen, vorausgesetzt, daß es in der Lage ist, Resistenzbestimmungen durchzuführen. Als Testkeime werden Kultursporen von Bacillus subtilis, var. globigii, NCTC 10 073 (var. niger) verwendet. Die Sporen werden in 96% Äthylalkohol suspendiert. Die Sporenstammsuspension sollte mindestens 10^9 keim- und vermehrungsfähige Sporen pro ml enthalten. Je 10 ml dieser Suspension werden mit 1 ml defibriniertem Schafblut gemischt. Jeweils 0,1 ml dieser Impfsuspension werden in ca. 100 mm langen Reagenzröhrchen von 10 mm Durchmesser angetrocknet. Jede Bioindikatorencharge ist in Ordnung, wenn von 10 eingesetzten Indikatorröhrchen sämtliche Sporen eine 10minütige Äthylenoxid-Behandlung bei 50°C und 60% relativer Feuchte überleben und nach 30 min Einwirkzeit keine vermehrungsfähigen Sporen mehr vorhanden sind. Die Indikatorröhrchen befinden sich meist in größeren Röhrchen, deren Stopfen vor der Sterilisation entfernt werden müssen *(43, 66)*. Bei Geräten bis zu 500 l sollten mindestens 10, bei solchen über 500 l mindestens 20 Bioindikatoren verwendet werden. Ein Teil von ihnen sollte in Verpackungsmaterial eingeschlossen und ein Teil unverpackt an verschiedenen Stellen des Sterilisators eingelegt werden, damit eventuelle Einflüsse des Verpackungsmaterials auf die Gasdurchdringung erkannt werden können *(66)*. Die Nachkultur ist in Traubenzuckerbouillon (Nährbouillon N 1 nach DAB 7) anzulegen. Diese nach DIN hergestellten Bioindikatoren sind bei korrekter Lagerung 6 Monate lang haltbar.

4 Anwendungsgebiete und Vorbereitung für die Äthylenoxid-Sterilisation

4.1 Anwendungsgebiete der Äthylenoxid-Sterilisation

Die Gas-Sterilisation mit Äthylenoxid ist ein Verfahren, das bei korrekter Durchführung Keimfreiheit gewährleistet. Die Ursachen für Versager liegen teils in personellen Fehlern wie z.B. einer ungenügenden oder unsachgemäßen Vorreinigung, teils aber auch in technischen Mängeln (undichte Türen, ungenügendes Vorvakuum, ungleichmäßige Temperaturen in der Sterilisierkammer). Die Gas-Sterilisation soll grundsätzlich auf Gegenstände beschränkt bleiben, die durch die Dampf- oder Hitzesterilisation geschädigt werden. Die Art der Verpackung sollte nicht das entscheidende Kriterium für die Wahl des Sterilisierverfahrens sein.

Am Sterilisiergut verursacht Äthylenoxid nur selten Schäden. Es kann daher zur Sterilisation von Kunststoffen, Gummi, Leder, Holz, Glas (Optik), Metall, Papier und praktisch fast jedem anderen Material verwendet werden. Die folgende Zusammenstellung (Tabelle 2) enthält nur eine Auswahl von Gegenständen, die mit Äthylenoxid sterilisiert werden können:

Tabelle 2. Mit Äthylenoxid sterilisierbare Gegenstände

Laryngoskope
Ambu-Beutel
Atembeutel[a]
Atemschläuche[a]
Beatmungsmasken[a]
Blutdruckmanschetten
Orale Rachentuben (Guedel)
Nasopharyngealtuben (Wendl)
Endotrachealtuben
Beatmungsgeräte
Vernebler
Periduralkatheter
Embolektomiekatheter
Herzkatheter
Herzschrittmacher
Endoskope
Ophthalmologische Instrumente
Implantate
Herz-Lungen-Maschinen-Zubehör
Künstliche Niere (Dialysemembranen und Schläuche)
Notfallbestecke
Inkubatoren
Sauerstoffzelte

[a] Erläuterung s. S. 14

Zu[a] Es besteht teilweise die Meinung, daß Atembeutel, Atemschläuche und Beatmungsmasken mit Dampf sterilisiert werden sollten. Atemschläuche, wie sie in der Intensivmedizin verwendet werden, sind aus Plastik und demzufolge nicht autoklavierbar. Das gleiche trifft für durchsichtige Plastik-Narkosemasken zu, wie sie z.T. in der Kinderanästhesie verwendet werden. Gummischläuche leiden durch Dampfsterilisation derart, daß sie relativ rasch brüchig werden, was wiederum Narkoserisiken in sich trägt. Ideal wären Einmalartikel. Diese sind aber auf die Dauer nicht nur teuer (was zwar kein Hinderungsgrund für ihre Verwendung sein sollte), sondern nach eigenen Erfahrungen auch z.T. von einer derart schlechten Qualität, daß sie während der Narkose auseinanderbrechen (Einmal-Plastik-Atemkalkbehälter mit Ventilen und Atemschläuchen).

4.2 Vorbereitungen für die Äthylenoxid-Sterilisation

Nach Gebrauch werden die zu sterilisierenden Gegenstände zunächst in eine Desinfektionslösung eingelegt. Diese Vordesinfektion soll das Personal schützen und eine spätere Weiterverschleppung von Keimen verhindern *(48)*. Zur Vordesinfektion eignen sich für chirurgische Instrumente z.B. das Grotanat. Für Anästhesiezubehör sollten jedoch phenolhaltige Desinfektionsmittel wie z.B. Grotanat nicht verwendet werden. Reste von phenolhaltigen Substanzen in Trachealtuben können Schleimhautreizungen wie Tracheitis und Glottisoedem hervorrufen *(19)*. Es werden daher für diese Gegenstände Desinfektionsmittel auf Aldehydbasis wie Cidex oder Gigasept empfohlen. Gigasept kann zum Zwecke der Vorreinigung z.B. auch mit S & M Labor kombiniert werden, das eine größere Reinigungskraft besitzt.
Als nächster Schritt erfolgt eine sorgfältige Säuberung *(11, 80)*. Diese kann entweder mit der Hand oder in einem Reinigungsautomaten erfolgen *(6, 37)*. Den Hohlräumen ist dabei besondere Aufmerksamkeit zu widmen. Wenn Mikroorganismen in eingetrocknetem Blut, Schleim, Eiter, Fettröpfchen oder Kristallen eingeschlossen sind, wird eine Keimabtötung möglicherweise verhindert oder zumindest erschwert, da sie dadurch vor dem Zutritt von Feuchte und/oder dem Sterilisiergas geschützt sind *(1, 49, 53, 60)*. Nach dem Reinigungsvorgang sind die Gegenstände gründlich mit destilliertem oder demineralisiertem Wasser zu spülen. Die Aufbereitungsanlagen für demineralisiertes Wasser müssen laufend gewartet und auch regelmäßig auf ihren Keimgehalt geprüft werden. Leitungswasser sollte nicht zur Spülung verwendet werden, da die in ihm enthaltenen Mineralien auskristallisieren und dabei evtl. vorhandene Mikroorganismen einschließen können *(5, 66)*.
Die zu sterilisierenden Gegenstände müssen vor dem Sterilisationsvorgang sorgfältig abgetrocknet werden. Hierfür können saubere Leinentücher benutzt werden. Die Trocknung soll nicht in Wärme- oder Trockenschränken oder auf Heizungen erfolgen. Nach dem Trockenvorgang wird das Sterilisiergut im allgemeinen verpackt.

4.3 Verpackung der zu sterilisierenden Gegenstände

Die Verpackung muß nicht nur für das Sterilisiergas, sondern auch für Luft und Wasserdampf durchlässig sein, um eine einwandfreie Sterilisation und ein leichtes Entweichen der Gasreste zu ermöglichen. Außerdem soll sie nach der Sterilisation möglichst lange keimdicht bleiben, um lange Aufbewahrungszeiten zu ermöglichen.
Über die optimale Verpackung des Gutes für die Gas-Sterilisation bestehen noch Meinungsverschiedenheiten. Zur Zeit wird im Deutschen Normenausschuß eine Norm für

„Sterilisierumhüllungen" erarbeitet. In diese Norm werden auch Umhüllungen für die Gas-Sterilisation aufgenommen. Die folgenden Angaben sind daher nur Empfehlungen. Als geeignete Verpackungen sind anzusehen:

4.3.1 Papierverpackungen

Papier kann verwendet werden, falls keine Sichtverpackung nötig ist. Es muß jedoch spezielles Sterilisierpapier sein, das auch eine bestimmte Porengröße haben muß, da sonst die Sterilisation bzw. die Lagerfähigkeit des Sterilisiergutes nicht gewährleistet ist.

4.3.2 Folien-Verpackung

Polyamid oder Polyäthylen. Bis vor kurzem war man der Meinung, daß Polyäthylen am besten geeignet sei. Da aber Polyäthylen für Wasserdampf schlecht durchlässig ist, eignet sich dieses Material nicht als Verpackung bei Verfahren, bei denen während des Sterilisationszyklus eine Befeuchtung stattfindet. Adam *(2, 4)* schlug daher die Verwendung von Polyamidfolien von 0,03 mm Stärke vor, die für Wasserdampf gut, für Äthylenoxid weniger gut, doch für die Sterilisation bei 50°C und den üblichen Einwirkzeiten ausreichend durchlässig sind. Der Nachteil von Polyamid liegt aber in der verzögerten Ausgasung nach der Sterilisation. Marcy und Adam *(66)* empfehlen daher neuerdings die Verwendung der sog. Klarsichtverpackung, bei der eine Seite aus einer durchsichtigen Folie, die andere aus Papier besteht. Die Ausgasung kann über die Papierseite des Beutels erfolgen.

Polyvinylchlorid (PVC) sollte in keinem Falle als Verpackungsmaterial verwendet werden, da es Äthylenoxid in hohem Maße absorbiert und dadurch den Entgasungsprozeß erheblich verlängert *(80)*.

4.4 Beschickung der Sterilisierkammer

Bei der Beschickung darf die Sterilisierkammer nicht überladen werden. Wenn Plastikbeutel zu dicht beieinander liegen, kann nicht nur das Eindringen von Gas und Feuchte in die Beutel, sondern auch der Luftaustritt aus denselben behindert werden. Dadurch können sie im Vor- und Nachvakuum besonders an den zugeschweißten Nahtstellen platzen oder so gedehnt werden, daß sie später keimdurchlässig sind *(21)*. Dies kann auch bei korrekter Lagerung durch einen zu raschen Druckabfall während der Vakuumphasen passieren. Vor dem Zuschweißen sollte deshalb die Luft aus Plastikbeuteln weitgehend ausgestrichen werden.
Die Möglichkeit des Aufblähens und Platzens von Plastikbeuteln sind ein Grund mehr, die kombinierte Plastik-Papier-Verpackung zu bevorzugen. Bei dieser kann nicht nur das Sterilisiergas, sondern auch die eingeschlossene Luft leichter aus den Beuteln entweichen.

4.5 Durchdringungsvermögen des Äthylenoxids

Das gasförmige Äthylenoxid hat ein sehr hohes Durchdringungsvermögen *(41)*. Dies befähigt es, selbst in enge Spalten ein- und hindurchzudringen. Verschraubte Gegenstände sollten aber dennoch sicherheitshalber auseinandergenommen werden *(76)*. Die Wände von Herz-, Ureteren- und anderen Kathetern sind erheblich dicker als die von Verpackungsmaterialien, die bei Polyäthylen etwa 0,05 mm bis 0,08 mm und bei Nylon 0,02 mm bis 0,03 mm Dicke betragen. Die Sterilisation der Hohlräume von Kathetern erfolgt nicht durch die Katheterwand von außen her, sondern durch Eindringen des Sterilisiergases in das Lumen *(33)*. Deshalb ist dafür zu sorgen, daß die Katheterlumina nicht durch Flüssigkeitsreste verstopft sind, da sonst in diesen Zonen die Sterilisation behindert werden könnte *(76)*.

Wir sterilisieren unsere Atembeutel mit Gas. Um einen besseren Zugang des Äthylenoxids zum Inneren der Beutel zu ermöglichen, halten wir diese während des Sterilisationsvorganges mit ca. 35 cm langen Plastikrohren offen. Dies geschieht ebenfalls im Hinblick auf die Wanddicke der Beutel und die oben geschilderte Weise der Sterilisation von Hohlräumen.

5 Schäden durch die Äthylenoxid-Sterilisation

5.1 Materialschäden durch Äthylenoxid

Äthylenoxid kann mitunter Schäden an verschiedenen Materialien hervorrufen. Unter Mithilfe von Katalysatoren (gewisse Metalle, Kohlenstoff, Säuren und Laugen) vermögen sich durch Langsampolymerisation chemisch aggressive Produkte zu bilden. Diese können bei langer Einwirkung Ventile von Sterilisiergasflaschen und Leitungen zerstören *(28)*. Undichte Kartuschen *(38)* sind ebenfalls beschrieben worden (siehe auch unter Sicherheit für das Bedienungspersonal).
An Plexiglas kann nach mehrmaliger Sterilisation mit Äthylenoxid ein Rauhwerden der Oberfläche, der „crazing effect" auftreten, der das Material undurchsichtig macht. Bei Plexidur ist Derartiges nicht beobachtet worden *(41, 55)*.
Beschädigungen von Latex-Tuben nach Äthylenoxid-Sterilisation sind mehrfach beschrieben worden *(13, 58, 74)*. Wenn das Äthylenoxid-Gas mit unterschiedlicher Geschwindigkeit zwischen die einzelnen Tauchschichten eindringt, kann es unter Umständen zu einem völligen Abheben dieser Schichten mit Blasenbildung kommen *(74)*. Da Blasenbildungen an Latex Tuben aber nicht nur nach Äthylenoxid-Sterilisation, sondern auch nach Dampfsterilisation beobachtet worden sind, nimmt man an, daß die Erhitzung ebenfalls zu diesem Vorgang beigetragen haben könnte *(13)*, obwohl das noch nicht vollständig bewiesen ist. Die aufgetretenen Schäden waren manchmal reversibel *(58)*, manchmal verursachten sie eine teilweise Verlegung des Lumens der Trachealtuben *(13)*. Anaesthesisten sollten sich dieser Möglichkeit stets bewußt sein, wenn in Latex eingebettete Metall-Spiralen-Trachealtuben verwendet werden.

5.2 Desinfektionsmittel und andere Sterilisationsmethoden

Eine Alternative für Latex-Tuben wäre die chemische Behandlung mit Glutaraldehyd *(70, 88)* oder Gigasept *(24, 97, 98)*. Das „Alhydex-Verfahren" (jetziger Handelsname Cidex) mit 2%igem alkalisierten Glutaraldehyd wurde von Lawin et al. klinisch erprobt und 1967 zur Desinfektion von Anästhesiezubehör empfohlen *(57)*. Die Einwirkungszeit beträgt 10 min bis 3 Std. Das Gigasept, bestehend aus Bernsteinsäuredialdehyd und Dimethoxytetrahydrofuran, ist jüngeren Datums. Es hat jedoch inzwischen auch seine Bewährungsprobe bestanden *(24, 97, 98)*. Je nach Desinfektionsgut und Zielsetzung der abzutötenden Keime werden Konzentrationen von 3-10% empfohlen. Die Einwirkungszeiten schwanken je nach Konzentration zwischen 10 min und mehr als 4 Std (über Nacht). Vor dem Einlegen in chemische Lösungen ist eine gründliche Vorreinigung ähnlich wie bei der Äthylenoxid-Sterilisation durchzuführen.
Früher wurde die Ansicht vertreten, daß für Anästhesiezubehör lediglich das Nichtvorhandensein von pathogenen Keimen, aber keine Sterilität erforderlich sei, da der

Oropharynx und die oberen Luftwege ohnehin von einer Mischflora von Keimen besiedelt seien. Neuerdings ist man jedoch der Auffassung, daß sowohl bei anästhesierten operativen als auch bei Intensivpatienten keine Bakterien übertragen werden dürfen. Auch relativ harmlose Organismen können Sekundärinfektionen oder sogar Primärinfektionen bei Patienten hervorrufen, die durch Operation oder Vorerkrankungen eine verminderte Resistenz besitzen.

Über eine Sterilisationsmethode von Anaesthesiezubehör mit 0,2%iger Peressigsäure (PES) bzw. 0,1%iger Peressigsäure und 30% Äthylalkohol berichteten 1970 Linde und Kästli *(61)*. Diese Methode soll innerhalb von 10 min eine völlige Keimfreiheit bewirken und gleichzeitig materialschonend für Gummi, Latex und PVC-Material sein.

Beta-Propiolakton (BLP) ist eine Flüssigkeit, die bei 155°C siedet. Sie kann sowohl in der flüssigen Form als auch in der Dampfphase zur Sterilisation verwendet werden. Die keimtötende Wirkung ist zwar sehr hoch *(86, 93, 101)*, das Durchdringungsvermögen aber bedeutend schlechter als das von Äthylenoxid und die toxischen Eigenschaften beträchtlich.

In der Bundesrepublik Deutschland wird Beta-Propiolakton (BLP) als Sterilisationsmittel z.Zt. nicht angewandt. Desgleichen hat sich die Peressigsäure auf dem Hospital- und Medizinalsektor nicht durchsetzen können. Die Forschungsarbeit an anderen Persäuren geht jedoch weiter. Einige von ihnen befinden sich noch im Versuchsstadium, einige sind bereits zum Patent angemeldet und werden wahrscheinlich in absehbarer Zeit verfügbar sein.

5.3 Vakuum-Schäden und Schäden durch Überdruck bei der Äthylenoxid-Sterilisation

Durch den Vor- und Nach-Vakuumprozeß bei den modernen automatischen Gas-Sterilisatoren können Gegenstände mit einem umschlossenen Hohlraum wie z.B. Gesichtsmasken beschädigt werden. Dabei entsteht eine ballonförmige Ausbeulung derselben und sie verlieren ihre Polsterwirkung. Sobald der Kissenstöpsel vor dem Sterilisationsvorgang entfernt und somit ihr Innendruck dem Außendruck angeglichen wird, ist dieses Problem beseitigt *(87)*.

Beim Überdruckverfahren werden die zu sterilisierenden Gegenstände einem Druck von etwa 5,5 Atmosphären ausgesetzt. Verschiedene Manometer und druckempfindliche elektronische Meßinstrumente sollten aus diesem Grunde nicht nach diesem Verfahren sterilisiert werden.

5.4 Schäden am Menschen durch retiniertes Äthylenoxid und seine Zerfallsprodukte

Die Alkylierungsreaktion, die dem Äthylenoxid seine sterilisierende Wirkung gibt, findet leider auch im menschlichen Protein statt. Wenn genügend hohe Äthylenoxid-, Äthylenglykol- oder Äthylenchlorhydrin-Rückstände in sterilisierten Gegenständen vorhanden sind, besteht die Gefahr einer toxischen Wirkung. Dies trifft besonders für Gegenstände zu, die wiederholt oder über längere Zeit an einem Patienten verwendet werden *(68)*. Entsprechende Schädigungen wurden als Reizungen und Entzündungen der Trachea durch Endotracheal- bzw. Tracheotomie-Tuben *(44, 64, 79)*, Gesichtsschwellungen und Erytheme infolge ungenügend gelüfteter Narkosemasken *(59, 94)*, Verbrennungen der Hände von Chirurgen durch Äthylenoxid-Rückstände in Gummihandschuhen *(59, 67)* sowie Hämolyse in Herz-Lungen-Maschinen *(31, 32, 42)* und Bluttransfusionsbestecken *(71)* beschrieben.

Es gibt genügend Hinweise dafür, daß alkylierende Substanzen auch mutagen wirken *(26)*, das Zytoplasma und die Zellkerne von schnell wachsenden Zellen schädigen und die Funktion von sich rasch teilenden Zellen beeinflussen können *(15)*.

6 Absorption und Desorption von Äthylenoxid

6.1 Absorption von Äthylenoxid im Sterilisationsgut und Bestimmung von „sicheren" Rückstandsmengen

Verschiedene Untersucher haben über Absorptionsmengen von 15 000 ppm bis 69 700 ppm Äthylenoxid in Gummimaterialien berichtet *(39, 73, 84)*. Für Tygonschläuche wurden 22 000 ppm angegeben *(73)*. Jordy und Suhr *(46)* berichteten über Absorptionsmengen von 500 bis 4000 ppm Äthylenoxid in Polyäthylenen. Brown *(14)* hat für eine vierstündige Sterilisation mit 650 mg/l, einer relativen Luftfeuchtigkeit von 50% und 55°C Sterilisationstemperatur die in Tabelle 3 wiedergegebenen Äthylenoxid-Absorptionsmengen zusammengestellt. Diese Werte stammen aus Untersuchungen von Ernst und Whitbourne *(29)*.

Tabelle 3. Äthylenoxid-Absorption von Plastik- und Gummi-Materialien während eines normalen Gas-Sterilisations-Zyklus

Material	Höhe der Rückstände (ppm)
Polyvinylchlorid (PVC)	10 000-30 000
Polystyrol	15 000-25 000
Polyäthylen	5 000-10 000
Polypropylen	15 000
Naturgummi	20 000-35 000
Synthetischer Gummi	20 000
Silicon-Kautschuk	15 000-20 000

Im Tierexperiment an Hunden und Ratten verwendete man nach Berechnungen von Woodard und Woodard *(105)* subkutane Injektionen von 3 mg/kg Äthylenoxid pro Tag als „unwirksame" Dosis. Infolge eines 10fachen Sicherheitsfaktors wurde für den Menschen eine „unwirksame" Dosis von 0,3 mg/kg pro Tag angenommen. Für einen 70 kg schweren Menschen würde dies 21 mg Äthylenoxid pro Tag bedeuten.
Es wurde vorausgesetzt, daß Blut von Patienten höchstens mit 500 g Plastik, das mit Äthylenoxid sterilisiert wurde (Filmüberzug oder Schläuche), bei der extrakorporalen Zirkulation oder Nierendialyse in Berührung kommt *(105)*. Angenommen, die Plastikteile enthielten 25 ppm Äthylenoxid und sämtliches Äthylenoxid würde an das Blut abgegeben, dann betrüge die Gesamtmenge 12,5 mg oder 60% der auf 21 mg geschätzten Sicherheitsdosis.
Für ein Kind mit einem Körpergewicht von 30 kg wäre der geschätzte Sicherheitswert 9 mg Äthylenoxid. Eine Dosis von 12,5 mg, wie sie eben durchkalkuliert wurde, würde

die geschätzte Sicherheitsmenge bereits um 40% übersteigen. In der Tat berichteten Stanley et al. *(89)* über drei Todesfälle von Kindern nach Operationen am offenen Herzen, die auf freigesetztes Äthylenoxid zurückgeführt wurden. Alle Kinder starben postoperativ im toxischen Schock, der auf keine der üblichen Maßnahmen zur Schockbekämpfung ansprach.

Für Äthylenglykol wurden entsprechende Sicherheitswerte wie oben auf 2,5 mg/kg/Tag und für Äthylenchlorhydrin auf 0,15 mg/kg/Tag (10fache Sicherheitsdosis) kalkuliert *(106)*. Diese Dosen könnten unter Umständen ebenfalls überschritten werden.

Ein amerikanischer Sterilisator-Hersteller, die Castle Co. in Rochester, New York, hat 1971 Höchstgrenzen für Äthylenoxid-Rückstände in sterilisierten Materialien entsprechend ihrer Verwendung angegeben *(20)*. Sie empfiehlt für Gegenstände, die einen direkten Kontakt mit empfindlichem Körpergewebe oder Flüssigkeiten haben, wie Implantate oder Teile von Herz-Lungen-Maschinen, Höchstmengen von 25 ppm.

Für Gegenstände mit Hautkontakten, wie Handschuhe oder Gesichtsmasken, beträgt die zulässige Höchstmenge 250 ppm. Für Gegenstände, durch die Gase strömen, wie Atemschläuche oder Respiratoren, wurde empfohlen, daß die Entlüftung bis auf 1000 ppm Äthylenoxid oder weniger durchgeführt werden sollte.

Die angegebene Konzentration von 1000 ppm für Atemschläuche und Respiratoren überrascht etwas, da durch den ständigen Gasstrom zunächst einmal erhebliche Mengen von Äthylenoxid aus dem Material ausgewaschen und danach in den Respirationstrakt gepumpt werden dürften. Es wäre durchaus denkbar, daß bei längerer Inhalation sowohl Reizerscheinungen der Atemwege als auch Resistenzverminderungen gegenüber Sekundärinfektionen verursacht werden könnten.

Das United States Department of Health, Education and Welfare *(30)* gab 1975 die Höchstmengen für Rückstände in sterilisierten Gegenständen wie in Tabelle 4 angegeben bekannt:

Tabelle 4. Höchstmengen für Rückstände in sterilisierten Gegenständen

Art des Rückstandes	Menge	Gegenstände
Äthylenoxid	25 ppm	Blut-Dialyse-Anlage, Blut-Oxygenatoren, Herz-Lungen-Maschinen, Implantate
	250 ppm	alle mit Körperoberflächen in Berührung kommenden Gegenstände
Äthylenglykol	250 ppm	Blut-Dialyse-Anlage, Blut-Oxygenatoren, Herz-Lungen-Maschinen, Implantate
	1000 ppm	alle mit Körperoberflächen in Berührung kommenden Gegenstände
Äthylenchlorhydrin	25 ppm	Blut-Dialyse-Anlage, Blut-Oxygenatoren, Herz-Lungen-Maschinen, Implantate
	250 ppm	alle mit Körperoberflächen in Berührung kommenden Gegenstände

6.2 Entgasung von restlichem Äthylenoxid aus dem Sterilisationsgut

Große Meinungsverschiedenheiten und Unklarheiten bestehen nach wie vor über die Zeitdauer, nach welcher Äthylenoxid sterilisierte Gegenstände mit Sicherheit verwendet werden können *(56, 95, 96)*. Durch übergroße Vorsicht, d.h. zu lange Lagerung, werden z.B. Unmengen von Material benötigt, bei zu früher Verwendung möglicherweise das Risiko von Gewebeschäden wie Erythemen, Schleimhautreizungen und Hämolyse eingegangen *(42, 94, 95)*.

Das Entweichen der Gase aus dem Sterilisationsgut ist ein komplexer Vorgang. Die aufgenommenen Äthylenoxidmengen und ihre Abgabe sind abhängig von der Gaskonzentration während der Sterilisation, den verschiedenen Beimischungen wie Freon, CO_2 oder Methylformiat *(40, 46, 81, 95)*, der Sterilisationszeit, der Art und Zusammensetzung des sterilisierten Materials, seiner Größe und Dicke, dem Verpackungsmaterial und der Verpackungsmethode. Hinzu kommen die Auslüftungstemperatur und -dauer sowie die verschiedenen Lüftungsverfahren *(7, 40, 46, 47, 72, 79, 95)*. Für die einzelnen Kunststoffe hängen die Rückstände auch noch von den jeweiligen Weichmacherzusätzen ab.

Es gibt zwar eine ganze Reihe von Publikationen über Rückstände von Äthylenoxid und seinen Zerfallsprodukten. Viele dieser Arbeiten befassen sich jedoch mit der industriellen Sterilisation und nicht mit der auf Krankenhäuser bezogenen. Wie geschildert, ist die Desorption der Rückstände von einer Vielzahl von Faktoren abhängig. Da sie aber zwangsläufig auch noch mit den verschiedenen Sterilisationsverfahren variiert (Überdruck, Unterdruck, verschiedene Gaskonzentrationen und Einwirkungszeiten), müßten für jeden Sterilisatortyp die Restmengen an Äthylenoxid, Äthylenglykol und Äthylenchlorhydrin an sämtlichen Materialien unter den verschiedensten Bedingungen ermittelt werden.

Hinzu kommt noch, daß Toxizität und Irritation nicht nur von der Höhe etwaiger Rückstände abhängen. Sie stehen auch in Beziehung zu den Mengen, die während der Zeiteinheit von den jeweiligen Gegenständen an den Patienten abgegeben werden. Diesbezügliche Tierversuche sind bisher nur in unzureichendem Ausmaß und zudem oft unter Voraussetzungen durchgeführt worden, die nicht immer sämtlichen Klinikbedingungen entsprachen.

6.3 Auslüftungszeiten

Nach Rendell-Baker und Roberts sollten PVC-Kunststoffe oder Gummimaterialien bei Zimmertemperatur 7 Tage vor Gebrauch gelüftet werden *(78, 79, 80, 82)*. Für Polyäthylen und Propylen mögen 48 Std genügen *(80)*. Die Auslüftungszeiten für Polyvinylchlorid (PVC) sind so lang, weil die dem PVC zugesetzten Weichmacher eine besonders große Affinität für Äthylenoxid besitzen *(78, 80)*. Für PVC-Gegenstände mit bestimmten Zusätzen scheinen selbst 7 Tage Ausgasung noch nicht ausreichend zu sein.

Von einem deutschen Hygiene-Institut *(5)* wurden für Äthylenoxid-Gas-Sterilisatoren bis auf Widerruf folgende Auslüftungszeiten für das Sterilisiergut empfohlen:
a) Gegenstände, die nicht länger als 30 min mit dem Gewebe, Blut, Haut oder Schleimhaut des Patienten in Berührung kommen:
   1. Metallgegenstände   4 Std
   2. Gegenstände aus Gummi oder Plastik   24 Std
b) Gegenstände, die länger als 30 min mit dem Gewebe, Blut, Haut oder Schleimhaut des Patienten in Berührung kommen:
   1. Metallgegenstände   24 Std
   2. Gegenstände aus Gummi oder Plastik   1 Woche
   3. Herz-Lungen-Maschinen-Teile und Implantate   2 Wochen
c) Gegenstände, die in Plastikfolien eingeschweißt sind:
                                                mindestens   24 Std
                                                oder wie b2. und b3.
d) die Lagerung der sterilisierten Gegenstände muß an einem gut durchlüfteten, warmen, staubfreien Platz erfolgen.

Der Desorptionsprozeß wird beschleunigt durch Erhöhung der Temperatur. Thomas und Levy *(95)* zeigten in ihren Untersuchungen, daß das Entweichen von Äthylenoxid durch auf 50°C erhitzte Lüfter 2-3mal so rasch vor sich geht wie bei Zimmertemperatur. Bei Anwendung dieser Entlüfter können daher die Ausgasungszeiten erheblich verkürzt werden *(40)*. Sie arbeiten mit einem konstanten, gefilterten Luftstrom von 50 bis 60°C, der die Luft ständig umwälzt und herausbläst. Dieses ununterbrochene Luftspülverfahren ist bedeutend wirksamer als ein kontinuierliches Vakuum bei 60°C mit intermittierenden Luftspülungen *(78, 82)*.

Rendell-Baker und Roberts vom Äthylenoxid-Subkomitee des American Standard Instituts gaben 1972 für erhitzte Lüfter mit ständiger Luftumwälzung an, daß sogar bei PVC-Materialien 8-12 Std Lüftung ausreichend seien, je nachdem, ob 50°C oder 60°C benutzt wurden *(78, 80, 82)*. Sie betonten jedoch, daß es sich bei ihren Empfehlungen um Mindestzeiten handelte, die auf dem derzeitigen Stand des Wissens beruhten. Nach neueren Untersuchungen scheint es, daß zumindest für gewisse PVC-Gegenstände selbst 12 Std. Lüftung noch nicht ausreichen.

Kalmar und Lutz *(47)* berichteten 1976 über eine modifizierte Entlüftungstechnik für Herz-Lungen-Maschinen-Teile, die nach dem STERIVIT-Überdruck-Verfahren sterilisiert worden waren. Danach sind zusätzliche Ausgasungszeiten nach Beendigung des ca. 15 Std dauernden Lüftungsprozesses nicht mehr erforderlich. Unmittelbar an die Sterilisierphase im STERIVIT-Überdruck-Gerät wird automatisch ein 40minütiges Vakuum mit steriler Luftspülung vorgenommen. Das sterilisierte Gut wird danach für weitere 3 Std bei etwa 55°C in der noch nicht geöffneten Sterilisationskammer belassen. Dann erfolgen unter den gleichen Bedingungen in jeweils 3stündigen Abständen insgesamt vier weitere sterile Luftspülungen mit Vakuum, so daß die gesamte Sterilisations- und Entlüftungszeit etwa 17 Std beträgt. Nach ihren Angaben entfallen die tagelangen Ausgasungszeiten, und das Sterilisationsgut ist sofort einsatzbereit. Das geschilderte Lüftungsverfahren wurde von ihnen experimentell und klinisch erprobt und als praktikabel beschrieben.

7 Nebenprodukte des Äthylenoxids bei der Sterilisation

7.1 Äthylenglykol und Äthylenchlorhydrin

Im Zusammenhang mit der Sterilisation können Nebenprodukte des Äthylenoxids entstehen. Die zwei wichtigsten sind das Äthylenglykol und das Äthylenchlorhydrin. Beide sind toxisch und üben eine Reizwirkung aus, das Äthylenchlorhydrin in wesentlich höherem Maße als das Äthylenglykol *(80)*. Diese Nebenprodukte werden ebenfalls in das Sterilisationsgut, sei es Plastik oder Gummi, absorbiert, und sie entweichen nur langsam *(79)*. Äthylenglykol bildet sich durch eine Verbindung von Äthylenoxid mit Wasser.

$$\underset{\underset{O}{\diagdown\!\diagup}}{\overset{H\ \ H}{\underset{|\ \ \ |}{H-C-C-H}}} + H_2O \longrightarrow \overset{H\ \ H}{\underset{\underset{HO\ OH}{|\ \ \ |}}{\underset{|\ \ \ |}{H-C-C-H}}}$$

Die Bildung von Äthylenglykol am Sterilisationsgut läßt sich durch das Abwischen von sichtbaren Wassertropfen nach der Vorreinigung weitgehend verhindern *(80)*. Äthylenchlorhydrin entsteht, wenn Äthylenoxid mit Chlorverbindungen reagiert.

$$\underset{\underset{O}{\diagdown\!\diagup}}{\overset{H\ \ H}{\underset{|\ \ \ |}{H-C-C-H}}} + HCl \longrightarrow \overset{H\ \ H}{\underset{\underset{HO\ Cl}{|\ \ \ |}}{\underset{|\ \ \ |}{H-C-C-H}}}$$

Sein Siedepunkt liegt mit 128°C weit über dem Schmelzpunkt von einigen Plastikmaterialien. Daher ist es schwer wieder aus diesen zu entfernen. Chloridionen sind in allen Körperflüssigkeiten vorhanden. Daher kann Äthylenchlorhydrin entstehen, wenn Tuben oder Kanülen mit Äthylenoxidrückständen längere Zeit im Körpergewebe, z.B. in der Trachea oder in Venen, liegen *(79, 80, 103)*.

7.2 Gamma-Strahlen und Äthylenoxid

Viele heutzutage von der Industrie gelieferte Gegenstände wie z.B. Endotrachealtuben oder Tracheotomie-Kanülen sind mit Gamma-Strahlen sterilisiert worden. Cunliffe und

Wesley *(23)* sowie Lipton et al. *(62)* berichteten, daß die Gamma-Strahlen Chloridionen in PVC-Kunststoffen freisetzten, die bei einer späteren Resterilisation mit Äthylenoxid zur Entstehung von erhöhten Mengen Äthylenchlorhydrin führen könnten.

Bei Einmalgegenständen besteht nach Öffnen der Verpackung immer die Möglichkeit, bei Nichtgebrauch den Inhalt mit Äthylenoxid zu resterilisieren und wiederzuverwenden, anstatt ihn wegzuwerfen. Dies veranlaßte das Z 79 PVC-Subkomitee des American Standard Instituts 1970 die Empfehlung auszusprechen, daß mit Gamma-Strahlen sterilisierte Gegenstände nicht mit Äthylenoxid resterilisiert werden sollten *(80)*.

1972 tauchten erste Gerüchte auf, daß verschiedene Untersucher größerer amerikanischer Firmen die ursprünglich berichtete vermehrte Äthylenchlorhydrinbildung von Gamma-bestrahlten PVC-Materialien nach Äthylenoxid-Resterilisation nicht bestätigen konnten. Rendell-Baker deutete dies 1972 an, empfahl aber trotzdem, daß bis zum Vorliegen weiterer Untersuchungen eine Äthylenoxid-Resterilisation von mit Gamma-Strahlen sterilisierten Gegenständen nicht vorgenommen werden sollte *(78)*.

Stetson et al. *(90)* untersuchten 1976 die Rückstände von Äthylenchlorhydrin in PVC-Materialien mit und ohne vorausgegangene Gamma-Strahlen-Sterilisation. Sie fanden in beiden Versuchsreihen annähernd gleich hohe Äthylenchlorhydrinmengen und kamen zu dem Schluß, daß Kunststoffgegenstände, die vorher mit Gamma-Strahlen sterilisiert worden waren, mit Äthylenoxid resterilisiert werden können.

8 Lagerung des sterilisierten Gutes, Schutz des Bedienungspersonals, Schlußfolgerungen und Ausblick

8.1 Verwendbarkeit der sterilisierten Gegenstände

Der Zeitraum, nach welchem die Materialien verwendet sein müssen oder nach neuerlicher Verpackung zu sterilisieren sind, hängt vor allem von den Möglichkeiten der Aufbewahrung ab. Können die Verpackungen nicht durch mechanische Einwirkung (häufiges Umlagern) eingerissen werden und sind Klimabedingungen gegeben, die eine Veränderung des Verpackungsmaterials ausschließen, wäre theoretisch eine unbegrenzte Lagerfähigkeit anzunehmen. Aus praktischen Überlegungen werden jedoch meist folgende Richtwerte für die Lagerungsdauer angegeben. In Papier oder Klarsichtverpackungen verpackte Gegenstände sollten innerhalb von 8 bis 10 Wochen aufgebraucht werden. In Folienmaterial zugeschweißten Beuteln wird ebenfalls eine Haltbarkeit von mehreren Monaten zugeschrieben. Das normale Sterilisationsgut sollte jedoch generell innerhalb von vier Wochen umgeschlagen werden. Wenn mit langen Aufbewahrungszeiten gerechnet werden muß, wie z.B. bei Notfallbestecken, kann auch eine Doppelverpackung verwendet werden *(48)*. Dabei dient die äußere Hülle vorwiegend als Staubschutz und ermöglicht es, die Kontamination des Inhaltes beim Öffnen der Verpackung auf ein Minimum zu reduzieren. Es ist aber zu bedenken, daß diese Doppelverpackung besonders bei der Verwendung von Folie das Durchdringen des Sterilisationsgases und der Feuchte behindern kann.

8.2 Sicherheit für das Bedienungspersonal

Das Gesetz über technische Arbeitsmittel *(35)* gilt auch für Gas-Sterilisatoren. Es besagt, daß nur Geräte in Verkehr gebracht werden dürfen, die so beschaffen sind, daß bei ihrer Verwendung Benutzer oder Dritte ausreichend geschützt sind. Sie haben den allgemein anerkannten Regeln der Technik sowie den Arbeitsschutz- und Unfallverhütungsvorschriften zu entsprechen. Falls zur Verhütung von Gefahren bestimmte Regeln eingehalten werden müssen, sind neben allgemeinen auch noch spezielle Gebrauchsanweisungen mitzuliefern.
Ein Giftgesetz der Bundesregierung befindet sich seit längerer Zeit in Vorbereitung. Doch ist es noch nicht abgeschlossen. Daher gelten für das Äthylenoxid bisher die jeweiligen Länderverordnungen, die von Zeit zu Zeit ergänzt und neugefaßt werden.
In der „Verordnung über gefährliche Arbeitsstoffe" *(99)* und der Änderung und Neufassung vom 8. Sept. 1975 werden Stoffe, die explosionsgefährlich, brandfördernd, leicht entzündlich, giftig, gesundheitsschädlich, ätzend oder reizend sind, als gefährliche Arbeitsstoffe klassifiziert.
Die genannten Verordnungen betreffen hauptsächlich die Wirkgashersteller und beziehen sich unter anderem auf das Inverkehrbringen und die Abgabe zum Verbrauch von

Äthylenoxid, seine Verpackung, Kennzeichnung sowie den Umgang und Schutzmaßnahmen.

Für die Anwendung von Äthylenoxid in Krankenhäusern gelten weitgehend die Anforderungen, welche die Berufsgenossenschaft für Gesundheitsdienst und Wohlfahrtspflege in ihrem Entwurf vom April 1970 aufgestellt hat. Sie sind in den „Grundsätzen für die Arbeitssicherheit bei Desinfektions-, Sterilisations- und Entwesungsanlagen nach dem Kaltgasverfahren" zusammengefaßt (38).

Es würde zu weit führen, auf sämtliche Einzelheiten der „Grundsätze" an dieser Stelle einzugehen. Sie können im Bedarfsfall von der Berufsgenossenschaft für Gesundheitsdienst und Wohlfahrtspflege, 2000 Hamburg 6, Schäferkampsallee 24, erfragt werden. Die wesentlichsten Punkte sollen jedoch aufgeführt werden.

Alle derzeit verwendeten Wirkgase sind hochgiftig, zumindest haut- und atmungsschädigend. Daher muß ein Austreten dieser Gase aus den Sterilisationsapparaten unmöglich gemacht bzw. austretendes Gas sofort abgesaugt werden.

In die Sterilisierkammer darf nur Wirkgas eingeleitet werden, wenn sie geschlossen und verriegelt ist. Sie muß ferner verriegelt bleiben, bis sie nach Ablauf des Sterilisationsverfahrens ausreichend gespült ist. Das gilt gleichermaßen für Unterdruck-, Gleichdruck- und Überdrucksysteme. Die Verriegelung muß auch bei elektrischem Stromausfall erhalten bleiben (9).

Nahezu alle derzeit verwendeten Wirkgase sind brennbar, unter Umständen sogar explosionsfähig. Daher dürfen alle Bauteile, die im Fehlerfalle mit dem Wirkgas in Berührung kommen, eine Grenztemperatur von zwei Drittel bis drei Viertel der Gas-Zündtemperatur nicht überschreiten (9).

Äthylenoxid soll nach seiner Nutzung so in die Atmosphäre abgeleitet werden, daß es die Umgebung nicht gefährden kann. Flaschenräume, Flaschenlager und Kartuschenlager, in denen das Äthylenoxid vorrätig gehalten wird, sollten unter Aufrechterhaltung eines geringen Unterdruckes be- und entlüftet werden, da in der Praxis mit dem Vorkommen von undichten Kartuschen und Flaschenventilen gerechnet werden muß. Die genannten Räume sind in feuerbeständiger Bauweise zu errichten und mit feuerbeständigen, selbstschließenden und z.T. auch verschließbaren Türen zu versehen. Zündquellen sind in ihnen auszuschließen. Innerhalb explosionsgefährdeter Bereiche sind die Verwendung von offenem Feuer und offenem Licht sowie das Rauchen verboten. Elektrische Leitungen müssen in ihnen vermieden oder nach den einschlägigen Bestimmungen des VDE verlegt werden. Die Fußböden müssen für elektrostatische Ladungen ableitungsfähig sein, und das Personal muß leitfähiges Schuhwerk tragen.

Als explosionsgefährdete Bereiche gelten (neben der Sterilisierkammer) der Innenraum von Gerätegehäusen, die Flaschenkammern, Flaschen- und Kartuschenlager, sofern sie nicht mit einem mindestens 12fachen bzw. 6fachen stündlichen vertikalen Luftwechsel von oben nach unten und z.T. zusätzlichen Sicherungen versehen sind.

Diese recht aufwendigen Vorsichtsmaßnahmen sind in erster Linie für größere Sterilisatoren zutreffend. Bei Kleingassterilisatoren, die praktisch alle mit Einmalkartuschen und nach dem Unterdruckverfahren arbeiten, sind nicht ganz so strenge Maßnahmen erforderlich, wenn bestimmte Voraussetzungen in Bauart und Betriebsablauf gegeben sind (25).

Druckgasflaschen und Kartuschen für das Wirkgas haben wegen der möglichen Polymerisation nur eine begrenzte Lagerfähigkeit bis zu einem Jahr (38). Wird diese Lagerfrist überschritten, sind sie an den Lieferanten zur Vernichtung des Inhaltes zurückzugeben.

Desinfektions-, Sterilisations- und Entwesungsgeräte nach dem Kaltgasverfahren müssen bei Inbetriebnahme, dann zweimal halbjährlich, danach mindestens einmal jährlich technisch überprüft werden. Dabei ist besonders auf Dichtigkeit aller Armaturen und Zuverlässigkeit der Verriegelungen zu achten. Diese Prüfungen werden entweder vom Hersteller oder Einführer der Geräte oder einem sonstigen Sachverständigen durchgeführt. Die Ergebnisse sind mit der Dienstanschrift und Unterschrift des Prüfenden in ein Prüfbuch einzutragen.
Trotz eingehender Sicherheitsvorkehrungen besteht die Möglichkeit eines unbeabsichtigten Austritts von Äthylenoxid. Daher sind die MAK-Werte von großer Wichtigkeit. Die maximal duldbare Arbeitsplatzkonzentration (MAK) für Äthylenoxid beträgt bei 8stündiger Inhalation 50 ppm = 90 mg/m^3. Die MAK-Werte lassen keine Schlüsse auf die Bedenklichkeit oder Unbedenklichkeit höherer Konzentrationen bei kürzerer Einwirkung zu. Da die Geruchsschwelle für Äthylenoxid bei 700 ppm liegt, ist große Vorsicht beim Umgang mit diesem Wirkgas geboten.
Die Krankheitserscheinungen nach Äthylenoxideinwirkung sind Kopfschmerzen, Reizerscheinungen der Augen und der Atemwege, Benommenheit, Erbrechen, Herzstörungen mit Atemnot, Bewußtlosigkeit, Durchfälle, Auftreten von Gallenfarbstoffen im Urin und Lymphozytose. Durch flüssiges Äthylenoxid können Hautschädigungen mit Blasenbildung und Augenverletzungen auftreten *(18, 63, 86)*. Bei jedem Arztbesuch sollte das Bedienungspersonal angeben, daß es Umgang mit Äthylenoxid hat. Dadurch können eventuell vorhandene subklinische Vergiftungserscheinungen leichter erkannt und richtig gedeutet werden.
Mit der Durchführung der Äthylenoxid-Sterilisation ist nur geschultes Personal zu beauftragen. Das Personal ist zu unterweisen und auch über die mit der Äthylenoxid-Sterilisation verbundenen Gefahren zu orientieren *(25)*. Für jede Sterilisations-Anlage und jede Aufgabe sind Bedienungs- bzw. Arbeitsanweisungen zu fertigen, die jederzeit verfügbar sein müssen. Die Personalunterweisungen müssen in regelmäßigen Abständen, mindestens einmal im Jahr, wiederholt werden.

8.3 Schlußfolgerungen und zukünftige Entwicklung

Die Äthylenoxid-Gas-Sterilisation hat durch die zunehmende Verwendung thermolabiler Kunststoffe in der Klinik eine erhebliche Bedeutung erlangt. Die korrekte Durchführung sollte das Anliegen aller Beteiligten sein. Nur bei genauer Beachtung der jeweils gültigen Vorschriften und Empfehlungen werden optimale Sterilisationsergebnisse zu erzielen und unerwünschte Nebenwirkungen zu vermeiden sein.
Neue Erkenntnisse über die Äthylenoxid-Sterilisation und ihre Anwendung werden ständig gewonnen. Die Krankenhäuser sollten daher eng mit den Apparateherstellern, den Wirkgasfirmen und Hygiene-Instituten zusammenarbeiten, um Ärzte, Schwestern und Bedienungspersonal fortlaufend zu informieren und mit den neuesten Bestimmungen vertraut zu machen.

9 Zusammenfassung

Viele in der modernen Medizin verwendete Gegenstände kann man nicht mit Heißluft oder Dampf sterilisieren, ohne daß sie erhebliche Materialschäden erleiden oder sogar zerstört werden. Sie können jedoch fast alle mit Äthylenoxid-Gas bei etwa 50°C sterilisiert werden, ohne daß derartige Schäden auftreten.
Äthylenoxid ist brennbar und explosionsfähig. Deswegen müssen bei seiner Verwendung bestimmte Vorkehrungsmaßnahmen getroffen werden. Heute kommen im wesentlichen zwei Sterilisationsverfahren zur Anwendung: das Überdruckverfahren mit Äthylenoxid-CO_2- bzw. Freon-Gemischen und das Unterdruckverfahren, bei welchem man im allgemeinen reines Äthylenoxid benutzt.
Die Grundlagen der Äthylenoxid-Sterilisation sind relativ kompliziert. Der Keimtod tritt wahrscheinlich durch Alkylierung ein. Chemische Kontrollen des Sterilisationsvorganges mit den im Handel befindlichen Indikatoren sind unzuverlässig. Für die notwendigen biologischen Untersuchungen liegt jetzt eine Norm vor, die eine standardisierte Zubereitung der Bioindikatoren gestattet.
Sorgfältige und sachgemäße Vorreinigung des Sterilisiergutes sind erforderlich. Die Auswahl der richtigen Verpackung ist ebenso wichtig wie die korrekte Beschickung der Sterilisierkammer.
Materialschäden durch Polymerisationsprodukte des Äthylenoxids können an Flaschenventilen, Leitungen und Kartuschen auftreten. Desgleichen in selteneren Fällen an Latex und an Plexiglas.
Bei ungenügender Desorption nach dem Sterilisationsprozeß können toxische Reaktionen auftreten. Deswegen müssen die empfohlenen Ausgasungszeiten eingehalten werden. Die Desorption von Äthylenoxid hängt von vielen Faktoren ab. Erhitzte Lüfter beschleunigen den Ausgasungsprozeß.
Mögliche Nebenprodukte des Äthylenoxids, das Äthylenglykol und das Äthylenchlorhydrin, sind ebenfalls toxisch. Beide können im Zusammenhang mit der Äthylenoxid-Sterilisation entstehen.
Die Sicherheit für das Bedienungspersonal ist durch verschiedene Gesetze und Verordnungen geregelt. Die Krankheitserscheinungen von akuten und subklinischen Intoxikationserscheinungen werden beschrieben. Es darf nur geschultes Personal mit der Äthylenoxid-Sterilisation beauftragt werden. Dieses muß vor Beschäftigungsbeginn und danach mindestens einmal im Jahre unterwiesen werden.

10 Summary

Many items being used in modern medicine cannot be sterilized by dry heat or steam without deteriorating or even being destroyed. With ethylene-oxide almost all of them can be sterilized at about 50°C without the occurrence of such damage.

Ethylene-oxide is flammable and potentially explosive. Therefore certain precautions are necessary before it may be used. Two different methods of ethylene-oxide sterilization are currently being employed. One operates above atmospheric pressure (5,5 atm) and uses ethylene-oxide and CO_2 or freone mixtures. The other operates below atmospheric pressure (about 700 Torr) and usually uses 100% ethylene-oxide.

The basic principles of the ethylene-oxide sterilization are rather complicated. The death of germs occurs probably through alkylation. Chemical controls of the sterilization process by commercially available indicators are unreliable. Now a norm for the biological tests is available. This permits a standardized preparation of the bio-indicators.

Careful and proper cleaning of the items before sterilization is mandatory. The selection of the right packaging material is as important as the correct loading of the sterilizer chamber.

Damage to material by polymerization products of ethylene-oxide can take place on tank valves, tubes and cartridges. They can also occur on latex and plexiglas.

Patients may experience toxic reactions due to insufficient desorption of the gas after the sterilizing process. The recommended period of time for aeration should therefore be observed. The desorption of ethylene-oxide depends on many factors. Heated aerators shorten the aeration time.

Possible by-products of ethylene-oxide, ethylene-glycol and the ethylene-chlorohydrin are also toxic. Both can be formed in connection with the ethylene-oxide sterilization.

Personnel safety is regulated by various laws and orders. The symptoms of acute and subclinical intoxications are described. Only trained personnel may be authorized to perform the ethylene-oxide sterilization. They should be instructed before beginning of employment and thereafter at least once a year.

11 Literatur

1. Abbott, C.F., Cockton, J., Jones, W.: Science papers and discussion: Resistance of crystalline substances to gas sterilization. J. Pharm. Pharmacol. *8*, 709-720 (1956)
2. Adam, W.: Der Einfluß apparatebedingter Eigenschaften auf deren keimtötende Wirksamkeit. Mitt. Österr. San. Verw. *72*, 160-162 (1971)
3. Adam, W.: Testung von Gassterilisatoren. Mitt. Österr. San. Verw. *72*, 185 (1971)
4. Adam, W.: Diskussionsbemerkung. Symposium der Österr. Ges. Mikrobiol. und Hygiene, 5.-6. Nov. 1970 in Wien. Mitt. Österr. San. Verw. *72*, 186 (1971)
5. Adam, W.: Desinfektion und Sterilisation im Krankenhaus. Internist *18*, 374-381 (1977)
6. Ahnefeld, F.W., Bock, K.H., Dick, W., Kilian, J., Karrer, A.: Das Anaesthesie-Geräte-Pflegezentrum – eine Voraussetzung zur methodischen Geräteaufbereitung in der Anaesthesie und Intensivmedizin. Anaesthesist *25*, 294-302 (1976)
7. Andersen, S.R.: Ethylene Oxide Toxicity. J. Lab. & Clin. Med. *77*, 346-356 (1971)
8. Beeby, M.M., Whitehouse, C.E.: A bacterial spore test for the control of ethylene oxide sterilization. J. Appl. Bact. *28*, 349-360 (1965)
9. Bellwinkel, H.: Kaltgassterilisation, konstruktive und bauliche Sicherheitsvoraussetzungen. Mitt. Österr. San. Verw. *72*, 176-178 (1971)
10. Borneff, J.: Aktuelle Fragen zur medizinischen Sterilisation. Mitt. Österr. San. Verw. *72*, 154-156 (1971)
11. Borneff, J.: Hygiene, Stuttgart: Thieme 1974
12. Bösenberg, H.: Wandel bei Beurteilung und Durchführung der Sterilitätsprüfung. Mitt. Österr. San. Verw. *72*, 127-129 (1971)
13. Bosomworth, P.P., Hamelburg, W.: Effects of sterilization techniques on safety and durability of endotracheal tubes and cuffs. Anesth. & Analg. Curr. Res. *44*, 567-586 (1965)
14. Brown, D.J.: Determination of ethylene oxide and ethylene chlorohydrin in plastic and rubber surgical equipment sterilized with ethylene oxide. J. Assoc. Anal. Chem. *53*, 263-267 (1970)
15. Bruch, C.W.: Sterilization of plastics: toxicity of ethylene oxide residues. In: Phillips, G.B., Miller, W.S. (eds.): Industrial Sterilization. Durham, North Carolina: Duke University Press., 1973
16. Bruhin, H., Bühlmann, X., Vischer, W.A., Lammers, Th.: Sterilisation mit Äthylenoxyd unter besonderer Berücksichtigung der Anwendung bei Kunststoffen. Schweiz. Med. Wschr. *91*, 607-613 und 635-639 (1961)
17. Bruhin, H., Bühlmann, X., Vischer, W.A.: Möglichkeiten und Grenzen der Äthylenoxid-Sterilisation. Zbl. Bakt. Hyg. I. Abt. Orig. *208*, 563-567 (1968)
18. Buckup, H.: Handlexikon der Arbeitsmedizin. Stuttgart: Thieme 1966
19. Büch, H., Neubohr, O., Pfleger, K., Büch, U., Hutschenreuter, K.: Gefährliche Schleimhautschäden durch Endotracheal-Katheter infolge Anreicherung von Phenolen aus einem Desinfektionsmittel. Anaesthesist, *17*, 204-209 (1968)
20. Castle Co., Division of Sybon Corp., Rochester, N.Y. Aeration chart No. 4041 vom 1. Dezember 1971
21. Claghorn, A.: Sterilization with ethylene oxide mixtures. Inhal. Ther. *11*, 76-84 (1966)
22. Conrad, D.: Ermittlung des gesamten Zündbereiches für das System Äthylenoxyd, Kohlendioxyd und Luft. Bundesgesundhbl. *9*, 139-141 (1963)
23. Cunliffe, A.C., Wesley, F.: Hazards from plastics by ethylene oxide. Brit. Med. J. *2*, 575-576 (1967)
24. Dietzel, W., v. Scheven, E., Botzenhart, K.: Klinische und bakteriologische Untersuchungen zur Desinfektion von Anästhesiezubehör mit chemischen Lösungen. Prakt. Anästh. *9*, 330-337 (1974)

25. Echle, B.: Praxisnahe Betrachtungen zur allgemeinen und speziellen Technik von Dampf- und Gassterilisatoren für Labor, Institut und Krankenhaus. Mitt. Österr. San. Verw. *72*, 178-181 (1971)
26. Ehrenberg, L., Hiesche, K.D., Osterman-Goldar, S., Wennberg, I.: Evaluation of genetic riscs of alkylating agents: Tissue doses in the mouse from air contaminated with ethylene oxide. Mutation Res. *24*, 83-103 (1974)
27. Ernst, R.R., Shull, J.J.: Ethylene oxide gaseous sterilization: Concentration and temperature effects. Appl. Microbiol. *10*, 337-431 (1962)
28. Ernst, R.R., Doyle, J.E.: Developments in industrial sterilization of the American Institute of Biological Sciences 9, Kap. 25 (1968)
29. Ernst, R.R., Whitbourne, J.E.: Toxical residuals. In: The study of the requirements, preliminary concepts and feasibility of a new system to process medical/surgical supplies in the field. S. 46-57, Appendix S. 1-2. Contract Nr. DADA 17-70-C-0072. U.S. Army Medical R & D Command, Washington, D.C. (1971)
30. Ethylene oxide sterilization: A guide for hospital personnel. U.S. Dept. of Health, Education and Welfare. Public Health Service, Food & Drug Administration, Rockville, Maryland, August 1975
31. Finsterbusch, W.: Erfahrungen mit der Kaltsterilisation durch gespanntes Äthylenoxyd. Wien. klin. Wschr. *76*, 255-259 (1964)
32. Finsterbusch, W.: Äthylenoxidsterilisation und Hämolyse. Langenbecks Arch. klin. Chir. 307, 125-132 (1964)
33. Fischer, E.: Meeting on ethylene oxide sterilization. University of Wales, Lansdowne, Cardiff, 6. Sept. 1971
34. Fraenkel-Conrat. H.: The action of 1,2-epoxides on proteins. J. Biol. Chem. *154*, 227-238 (1944)
35. Gesetz über technische Arbeitsmittel. Bundesgesetzblatt, Teil I, Nr. 42, 717-720 (1968)
36. Gewalt, R., Fischer, E.: Ein neues Gerät zur Sterilisation mit gespanntem Äthylenoxyd. Münch. Med. Wschr. *101*, 563-565 (1959)
37. Großkraumbach, F., Heddergott, E.: Über die Möglichkeit der Reinigung von Anästhesiezubehör mit gleichzeitiger Abtötung pathogener Keime in einem Reinigungsautomaten. Z. prakt. Anästh. *8*, 245-253 (1973)
38. Grundsätze für die Arbeitssicherheit bei Desinfektions-, Sterilisations- und Entwesungseinrichtungen nach dem Kaltgasverfahren. Berufsgenossenschaft für Gesundheitsdienst und Wohlfahrtspflege Hamburg. Entwurf vom April 1970
39. Gunther, D.A.: Determination of adsorbed ethylene and propylene oxides by distillation and titration. Anal. Chem. *37*, 1172-1173 (1965)
40. Gunther, D.A.: Absorption and desorption of ethylene oxide. Amer. J. Hosp. Pharm. *26*, 45-49 (1969)
41. Heiss, W., Schmidt-Mende, M.: Erfahrungen mit einem neuen Kaltsterilisationsgerät. Münch. Med. Wschr. *12*, 560-562 (1963)
42. Hirose, T., Goldstein, R., Bailey, C.P.: Hemolysis of blood due to different types of plastic tubing and the influence of ethylene oxide sterilization. J. Thorac. & Cardiovasc. Surg. *45*, 245-251 (1963)
43. Huber, J.: Sterilisations- und Desinfektionsapparate-Kontrollen. Hosp. Hyg. *68*, 178-180 (1976)
44. Jones, G.O.M., Hale, D.E., Wasmuth, C.E., Homi, J., Smith, E.R., Viljoen, J.: A survey of acute complications associated with endotracheal intubation. Cleveland Clin. Quart. *35*, 23-31 (1968)
45. Jordy, A.: Gegenüberstellung verschiedener Methoden zur Überprüfung der Gassterilisatoren, insbesondere bei der Kaltgassterilisation mit hochgiftigen Wirkgasen. Mitt. Österr. San. Verw. *72*, 167-170 (1971)
46. Jordy, A., Suhr, H.: Sorptionsvorgänge bei der Gassterilisation im medizinischen und pharmazeutischen Bereich. Pharm. Ind. *35*, 490-496 (1973)
47. Kalmar, P., Lutz, G.: Modifizierte Äthylenoxidsterilisation zur Verkürzung der Entgasungszeiten. Bundesgesundhbl. *19*, 9 (1976)
48. Kanz, E.: Aseptik in der Chirurgie. Desinfektion und Sterilisation. München-Wien-Berlin: Urban & Schwarzenberg 1971

Literatur

49. Kayser, F.H., Liebermeister, K.: Die Brauchbarkeit von Sporenerde zur Prüfung der Wirksamkeit von Äthylenoxyd-Gassterilisatoren. Zschr. f. Hyg. *150*, 222-233 (1964)
50. Kayser, A.M.: Bakteriologische Kontrolle der Äthylenoxyd-Sterilisation. Mitt. Österr. San. Verw. *72*, 165-167 (1971)
51. Kellert, B.: Die mikrobiologische Prüfung von Aethylen-Oxyd-Gassterilisatoren. Diss. Univ. Hamburg 1969
52. Kliewe, H.: Die Kaltsterilisation mit gespanntem Äthylenoxid. Ges. Wes. Desinf. *55*, 50-53 (1963)
53. Kliewe, H., Lammers, Th.: Die keimtötende Wirkung von Äthylenoxid. Prakt. Des. *5*, 51-52 (1956)
54. Kliewe, H., Lammers, Th.: Das „Mainzer Sterilisationsverfahren". Ärztl. Praxis *11*, 1857 (1959)
55. Köchel, F.: Sterilisation mit Äthylenoxyd in Medizin und Pharmazie. Krankenhs-Apoth. *16*, 9-14 (1966)
56. Kulkinari, R.K., Bartak, D., Ousterhout, D.K., Leonard, F.: Determination of residual ethylene oxide in catheters by gas-liquid chromatography. J. Biomed. Res. *2*, 165-171 (1968)
57. Lawin, P., Herden, H.-N., Adam, W.: Mikrobizide Behandlung von Anästhesiezubehör. Z. prakt. Anästh. *2*, 321-332 (1967)
58. Lehmann, Ch.: Beitrag zur Sterilisation und Desinfektion von Anaesthesie-Geräten. Anaesthesist *11*, 168-172 (1962)
59. Lehmann, Ch.: Eine Zentralsterilisationsanlage für Anästhesiematerial. Z. prakt. Anästh. *2*, 305-311 (1967)
60. Liebermeister, K.: Die Sterilisation mit Äthylenoxyd-Gas. Dtsch. Med. Wschr. *87*, 552-555 (1962)
61. Linde, I., Kästli, K.: Kaltsterilisation von Anästhesiezubehör. anästh. praxis *5*, 1-5 (1970)
62. Lipton, B., Gutierrez, R., Blaugrund, S., Litwak, R.S., Rendell-Baker, L.: Irradiated PVC plastic and gas sterilization in the production of tracheal stenosis following tracheostomy. Anesth. & Analg. Curr. Res. *50*, 578-586 (1971)
63. Ludewig, R., Lohs, K.: Akute Vergiftungen. Stuttgart: Gustav Fischer 1971
64. Mantz, J.M., Tempe, J.D., Jaeger, A., Vidal, S.: Sténoses Trachéales et Sterilisation des Canules de Trachéotomie par L'oxyde D'ethylene. Sem. Hôp. Paris *48*, 3367-3370 (1972)
65. Marcy, G.: Probleme bei der biologischen Testung von Gassterilisatoren. Ges. Wes. Desinf. *66*, 169-177 (1974)
66. Marcy, G., Adam, W.: Praktische Hinweise zur Gassterilisation mit Äthylenoxid, Hosp. Hyg. *68*, 178-180 (1976)
67. Marx, G., Steen, S.N., Shapira, M.: Hazards associated with ethylene oxide sterilisation. New York State J. of Med. *69*, 1319-1320 (1969)
68. Matsumoto, T., Hardaway, R.M., Pani, K.C., Sater, C.M., Bartak, D.E., Margetis, P.M.: Safe standard of aeration for ethylene oxide sterilized supplies. Arch. Surg. *96*, 464-470 (1968)
69. Mayr, G.: Chemie und Physik im Dienste der Sterilisation, Desinfektion und Entwesung. Mitt. Österr. San. Verw. *72*, 147-152 (1971)
70. Meeks, C.W., Pembleton, W.E.: Sterilization of Anesthesia Apparatus. JAMA *199*, 124-126 (1967)
71. O'Leary, R.K., Guess, W.L.: Toxicological studies on certain medical grade plastics sterilized by ethylene oxide. J. Pharm. Sci. *57*, 12-17 (1968)
72. O'Leary, R.K., Watkins, W.D., Guess, W.L.: Comparative chemical and toxicological evaluation of residual ethylene oxide in sterilized plastics, J. Pharm. Sci. *58*, 1007-1010 (1969)
73. Perkins, J.J., Lloyd, R.S.: Applications and equipment for ethylene oxide sterilization. S. 78-92 In: Recent developments in the sterilization of surgical materials. Pharmaceutical Press. London 1961
74. Peter, K.H.: Verträglichkeit verschiedener Sterilisationsverfahren für Kunststoffe und Gummimaterial. Z. prakt. Anästh. *2*, 312-316 (1967)
75. Phillips, C.R., Kaye, S.: The sterilizing action of gaseous ethylene oxide. Am. J. Hyg. *50*, 270-306 (1949)
76. Primavesi, C.A.: Erfahrungen bei der Überprüfung von Äthylenoxyd-Sterilisatoren. Mitt. Österr. San. Verw. *72*, 165-167 (1971)
77. Rauscher, E., Mayr, G., Kaemmerer, H.: Ethylene oxide for cold sterilization. Food Manufacture *32*, 169 (1957)

78. Rendell-Baker, L.: Ethylene Oxide: II. Aeration. In: Roberts, R.B.: Infections and sterilization problems. Intern. Anesthesiol. Clin. *10*, 101-122 (1972)
79. Rendell-Baker, L., Roberts, R.B.: Gas versus steam sterilization: when to use which. Medical-Surgical Review Fourth Quarter (1969)
80. Rendell-Baker, L., Robert, R.B.: Safe use of ethylene oxide sterilization in hospitals. Anesth. & Analg. Curr. Res. *49*, 919-921 (1970)
81. Roberts, R.B., Rendell-Baker, L.: The importance and problems of sterilization of anaesthetic equipment. Anaesthesia *26*, 89-90 (1971)
82. Roberts, R.B., Rendell-Baker, L.: Aeration after ethylene oxide sterilization. Anaesthesia *27*, 278-282 (1972)
83. Royce, A., Bowler, C.: Ethylene oxide sterilization – some experiences and some practical limitations. J. Pharm. Pharmacol. *11*, 294-298 (1959)
84. Royce, A., Moore, W.K.S.: Occupational dermatitis caused by ethylene oxide. Brit. J. Indust. Med. *12*, 169-170 (1955)
85. Schinzel, A.: Über Sterilisation, Versuche einer exakten Apparateprüfung. Mitt. Österr. San. Verw. *72*, 157-160 (1971)
86. Schmidt, J., Naumann, G., Horsch, W.: Sterilisation, Desinfektion und Entwesung. Leipzig: Edition Leipzig 1968
87. Snow, J.S.: Cleansing and sterilization of anesthesia equipment. Items and Topics Ohio Medical Products *14*, 1-4 (1968)
88. Stanchill, A.A., Krop, S., Barrick, P.M.: Buffered glutaraldehyd: a new sterilizing solution. Am. J. Hosp. Pharm. *20*, 458-465 (1963)
89. Stanley, P., Bertranou, E., Forest, F., Langenin, L.: Toxicity of ethylene oxide sterilization on PVC in open heart surgery. J. Thorac. Cardiovasc. Surg. *61*, 301-314 (1971)
90. Stetson, J.B., Whitbourne, J.E., Eastman, C.: Ethylene oxide degassing of rubber and plastic materials. Anesthesiology *44*, 174-180 (1976)
91. Struppe, H.F.: Indikatoren für Äthylenoxid-Sterilisatoren. Ges. Wes. Desinf. *61*, 34-37 (1969)
92. Struppe, H.F.: Ist Sporenerde zur Funktionskontrolle von Äthylenoxid-Sterilisatoren geeignet? Arch. Hyg. *153*, 326-331 (1969)
93. Stutz, L.: Leitfaden der praktischen Desinfektion und Sterilisation. Stuttgart: Enke 1967
94. Thomas, E.T.: The sterilization dilemma. Anesth. & Analg. Curr. Res. *47*, 657-662 (1968)
95. Thomas, E.T., Levy, A.A.: Dissipation of ethylene oxide from anesthesia equipment. Anesthesiology *32*, 261-264 (1970)
96. Thomas, L.C., Longmore, D.B.: Ethylene oxide sterilization of surgical stores. Anaesthesia *26*, 304-307 (1971)
97. Thraenhart, O., Kuwert, E.: Die Viruzidie des Desinfektionsmittels "Gigasept" gegenüber verschiedenen humanpathogenen RNS- und DNS-Viren mit und ohne Hülle. I. Untersuchungen im Suspensionsversuch. Zbl. Bakt. Hyg. I. Abt. Orig. *161*, 209-232 (1975)
98. Thraenhart, O., Kuwert, E.: Modellversuche zur Beurteilung der Viruzidie chemischer Instrumentendesinfektionsmittel, am Beispiel von „Gigasept" gegenüber humanpathogenen Coxsackievirus Typ B 3. II. Untersuchungen im Keimträgerversuch. Zbl. Bakt. Hyg. I. Abt. Orig. *164*, 22-44 (1977)
99. Verordnung über gefährliche Arbeitsstoffe. Bundesgesetzblatt, Teil I, Nr. 100, 1609-1615 (1971)
100. Wallhäußer, K.H.: Probleme der Sterilisationsprüfung von Antibiotika unter besonderer Berücksichtigung der Prüfungsvorschriften der Europäischen Pharmakopoe Nr. 1. Mitt. Österr. San. Verw. *72*, 134-138 (1971)
101. Wallhäußer, K.H.: Sterilisation, Desinfektion, Konservierung. Stuttgart: Thieme 1978
102. Waschkow, W.I., Pristschep, A.G.: Verwendung von Chemikalien für die Sterilisation. Wiss. Z. Humboldt-Univ. Berlin, Math. Reihe 16, Nr. 2, 163-173 (1967)
103. Werner, H.-P.: Schwerpunkte zur Verhütung von Krankenhausinfektionen durch gramnegative Bakterien, Z. prakt. Anästh. *9*, 316-330 (1974)
104. Werner, H.-P., Klein, H.J., Rotter, M.: Die Empfindlichkeit verschiedener Mikroorganismen gegen Äthylenoxid. Zbl. Bakt. I. Abt. Orig. *214*, 262-271 (1970)
105. Woodard, G., Woodard, M.: Toxicity of residuals from ethylene oxide gas sterilization. S. 140-161 Proceedings of the 1971 HIA Technical Symposium. Health Industries Association, Washington, D.C. (1971)

106. Woodard, G., Woodard, M.: Study report of toxicity of ethylene glycol and ethylene chlorohydrin. Woodard Research Corporation. Health Industries Association, Washington, D.C. (1971)

12 Sachverzeichnis

Absorption, Äthylenoxid 21
Äthylenchlorhydrin 18, 22, 25, 26
Äthylenglykol 18, 22, 25
Ätomat 7
Alhydex s. Glutaraldehyd
Alkylierung 4, 18
Anwendungsgebiete, Äthylenoxid-Sterilisation 13
Arbeitsplatzkonzentration, maximale 29
Arbeitsschutz 29
Atemschläuche 13, 14, 22
Ausgasung 23, 24
Ausgasungszeiten 23, 24
Auslüftungstemperatur 23, 24

Bacillus subtilis, var. niger, Sporen 12
Bedienungspersonal, Schutz 27
Bernsteinsäuredialdehyd 14, 17
Berufsgenossenschaft 28
Beschickung, Sterilisierkammer 15
Beta-Propiolakton 18
Betriebszeiten, Sterilisatoren 7, 8
Bioindikatoren 11

Carboxcide 3
Cartox 3, 8
Cidex s. Glutaraldehyd
Crazing effect 17
Cry-Oxcide 3

Desinfektionsmittel 17
Desorption, Äthylenoxid 21, 23
Dialyse-Analge 22
Dichtigkeitsprüfung 7, 8, 9, 29
DMB Apparatebau (Wiesbaden) 7
–, Sterivit-Gerät 7, 24
3 M Deutschland (Neuss) 8, 9
Doppelverpackung 27
Dosis, sichere, Äthylenchlorhydrin 22

–, –, Äthylenglykol 22
–, –, Äthylenoxid 21, 22
Durchdringungsvermögen, Äthylenoxid 15

Etox 3
Etoxiat 3
Explosivität, Äthylenoxid 1

Fehler, Sterilisation 13, 14, 16
Flammbarkeit s. Zündbereich
Flaschenlager 28
Flaschenräume 28
Folienverpackung 15, 27
Freon-Beimischung zum Äthylenoxid 3, 23

Gamma-Strahlen 25
Gaskonzentration 5, 7, 8, 9
Gegenstände, sterilisierbare 13
Giftgesetz 27
Gigasept s. Bernsteinsäuredialdehyd
Glutaraldehyd 14, 17
Grotanat 14
Gummi, Natur – 21
–, synthetisch 21

Herz-Lungen-Maschine 19, 22, 24
Höchstmengen, ÄO, ÄGl, ÄChl 22

Implantate 24
Indikatoren, biologische 11, 12
–, physikalisch-chemische 11
Inertgase 2, 3

Kartusche, Äthylenoxid 7, 8, 9
Kartuschenlager 28
Katalysatoren 1, 17
Klarsichtverpackung 15, 27
Klimatisierung, Sterilisiergut 5, 7, 8
Kohlendioxid-Beimischung zum Äthylenoxid 1, 3

Kontrollen, biologische 11, 12
—, technische 29
Krankheitserscheinungen, ÄO, Bedienungspersonal 29

Lagerung, Sterilisiergut 27
Latex Tuben 17
Lüfter 9, 22
Lüftungsverfahren 9, 24
Luftfeuchtigkeit, relative 5
Luftspülung 7, 8, 9

MAK Werte 19
Materialschäden durch Äthylenoxid 17
Mel-Gas 3
Metallgegenstände 24
Methylbromid 4
Methylformiat 3
Münchener Medizin Mechanik (MMM) (Planegg bei München) 8
Mutagenität von Äthylenoxid 19

Nachvakuum 7, 8, 15, 18
Nebenprodukte, ÄO 25
Nutzräume, Sterilisator 7, 8, 9
Nylon s. Polyamid

OB-Gemisch 4
Oxiran 1
Oxyfume 3

Papierverpackung 15, 27
Pennoxcide 3
Peressigsäure (PES) 18
Plastikbeutel 15
Plexidur 17
Plexiglas 17
Polyäthylen, Absorption 21
—, Verpackung 15, 27
Polymerisation 1, 28
Polypropylen 21
Polyvinylchlorid (PVC) 15, 21, 26
Polystyrol 21
Prüfungen, biologische 11
—, technische 29

Randabsaugung 3
Reinigungsautomat 14
Respiratoren 22
Rückstandsmengen, „sichere" 21, 22

S & M Labor (Schülke & Mayr) 14
Schäden durch Äthylenoxid 17
Sicherheitsbegrenzer, Temperatur 8, 9
Sicherheitsbestimmungen, Geräte 27, 28, 29
—, Bedienungspersonal 27, 28, 29
Silicon-Kautschuk 21
Sterilisiergas 3
Sterilisierkammer 2, 3, 7, 8, 9, 15, 28
Sterilisierzeit 5, 7, 8
Steri-Vac-Gas 3
Steri-Vac Lüfter 3 M (Neuss) 9
—, Sterilisator 3 M (Neuss) 8
Sterivit-Gas 3
Sterivit Überdruck Sterilisator DMB (Wiesbaden) 7

T-Gas 3
Temperatur, Sterilisator 5, 7, 8, 9
—, Lüfter 9, 24
—, Sicherheitsbegrenzer 8, 9
Tygon 21

Überdruckverfahren 3, 7
Unfallverhütung, Bedienungspersonal 27, 28, 29
Unterdruckverfahren 3, 7, 8, 9

Vakuum-Diffusionsverfahren 7
Vakuum-Schäden 18
Verpackung 14, 27
Verordnungen, Sicherheits- 27
Verriegelungswelle 8
Versager, Sterilisation 13, 14, 16
Verwendbarkeit, Gegenstände, sterilisierte 27
Vorbereitung, ÄO Sterilisation 14
Vordesinfektion 14
Vorreinigung 14
Vorvakuum 3, 15, 18

Sachverzeichnis

Wasser, demineralisiertes 14
—, destilliertes 14
Wasserdampfinjektion 5
Webecke & Co. (Bad Schwartau) 7
Webeco Ätomat 7
Weichmacher 23
Wirkungsweise, Äthylenoxid 4

Zimmertemperatur, Auslüftung 23
Zündbereich 1, 2, 3
Zündtemperatur 1

Anaesthesiologie und Intensivmedizin – Anaesthesiology and Intensive Care Medicine

Herausgeber: H. Bergmann (Schriftleiter), J. B. Brückner, R. Frey, W. F. Henschel, M. Gemperle, O. Mayrhofer, K. Peter

Eine Auswahl lieferbarer Bände:

15 Anaesthesie und Notfallmedizin. Herausgegeben von K. Hutschenreuter. XII, 286 Seiten. DM 78,–. 1966
16 Anaesthesiologische Probleme in der HNO-Heilkunde und Kieferchirurgie. Herausgegeben von K. Horatz und H. Kreuscher. VIII, 39 Seiten. DM 19,–. 1966
19 Örtliche Betäubung: Plexus brachialis. Von Sir Robert R. Macintosh und W. W. Mushin. VIII, 32 Seiten. DM 20,–. 1967
20 Anaesthesie in der Gefäß- und Herzchirurgie. Herausgegeben von O. H. Just und M. Zindler. XII, 209 Seiten. DM 64,–. 1967
21 Die Hirndurchblutung unter Neuroleptanaesthesie. Von H. Kreuscher. VIII, 85 Seiten. DM 33,–. 1967
22 Ateminsuffizienz. Von H. L'Allemand. VIII, 90 Seiten. DM 36,–. 1968
23 Die Geschichte der chirurgischen Anaesthesie. Von Thomas E. Keys. XVIII, 230 Seiten. DM 78,–. 1968
24 Ventilation und Atemtechnik bei Säuglingen und Kleinkindern unter Narkosebedingungen. Von J. Wawersik. X, 151 Seiten. DM 52,–. 1967
25 Morphinartige Analgetika und ihre Antagonisten. Von Francis F. Foldes, Mark Swerdlow und Ephraim S. Siker. XXIII, 364 Seiten. DM 110,–. 1968
26 Örtliche Betäubung: Kopf und Hals. Von Sir Robert R. Macintosh und M. Ostlere. VIII, 124 Seiten. DM 67,–. 1968
27 Langzeitbeatmung. Herausgegeben von Ch. Lehmann. XIV, 91 Seiten. DM 39,–. 1968
28 Die Wiederbelebung der Atmung. Von H. Nolte. XII, 89 Seiten. DM 14,–. 1968
29 Kontrolle der Ventilation in der Neugeborenen- und Säuglingsanaesthesie. Von U. Henneberg. VIII, 73 Seiten. DM 34,–. 1968
30 Hypoxie. Herausgegeben von R. Frey, M. Halmágyi, Karl Lang und G. Thews. X, 176 Seiten. DM 69,–. 1969
32 Örtliche Betäubung: Abdominal-Chirurgie. Von Sir Robert R. Macintosh und R. Bryce-Smith. XI, 73 Seiten. DM 62,–. 1968
33 Planung, Organisation und Einrichtung von Intensivbehandlungseinheiten am Krankenhaus. Herausgegeben von H. W. Opderbecke. X, 230 Seiten. DM 49,–. 1969
35 Die Störungen des Säure-Basen-Haushaltes. Herausgegeben von V. Feurstein. X, 149 Seiten. DM 56,–. 1969
36 Anaesthesie und Nierenfunktion. Herausgegeben von V. Feurstein. X, 142 Seiten. DM 53,–. 1969
37 Anaesthesie und Kohlenhydratstoffwechsel. Herausgegeben von V. Feurstein. VIII, 83 Seiten. DM 36,–. 1969

38 Respiratorbeatmung und Oberflächenspannung in der Lunge. Von H. Benzer. IX, 51 Seiten. DM 24,–. 1969
39 Die nasotracheale Intubation. Von M. Körner. XI, 94 Seiten. DM 43,–. 1969
41 Über das Verhalten von Ventilation, Gasaustausch und Kreislauf bei Patienten mit normalem und gestörtem Gasaustausch unter künstlicher Totraumvergrößerung. Von O. Giebel. VII, 74 Seiten. DM 26,–. 1969
43 Die Klinik des Wundstarrkrampfes im Lichte neuzeitlicher Behandlungsmethoden. Von K. Eyrich. VIII, 95 Seiten. DM 30,–. 1969
45 Vergiftungen. Erkennung, Verhütung und Behandlung. Herausgegeben von R. Frey, M. Halmágyi, K. Lang und P. Oettel. XX, 173 Seiten. DM 30,–. 1970
46 Veränderungen des Wasser- und Elektrolythaushaltes durch Osmotherapeutika. Von M. Halmágyi. XII, 77 Seiten. DM 30,–. 1970
48 Intensivtherapie bei Kreislaufversagen. Herausgegeben von S. Effert und K. Wiemers. IX, 108 Seiten. DM 43,–. 1970
50 Intensivtherapie beim septischen Schock. Herausgegeben von F. W. Ahnefeld und M. Halmágyi. IX, 103 Seiten. DM 44,–. 1970
51 Prämedikationseffekte auf Bronchialwiderstand und Atmung. Von L. Stöcker. VII, 46 Seiten. DM 26,–. 1971
52 Die Bedeutung der adrenergen Blockade für den haemorrhagischen Schock. Von G. Zierott. VIII, 115 Seiten. DM 62,–. 1971
53 Nomogramme zum Säure-Basen-Status des Blutes und zum Atemgastransport. Herausgegeben von G. Thews, XI, 134 Seiten. DM 48,–. 1971
56 Anaesthesie bei Eingriffen an endokrinen Organen und bei Herzrhythmusstörungen. Herausgegeben von K. Hutschenreuter und M. Zindler. XII, 223 Seiten. DM 47,–. 1972
58 Stoffwechsel. Pathophysiologische Grundlagen der Intensivtherapie. Herausgegeben von K. Lang, R. Frey und M. Halmágyi. X, 142 Seiten. DM 59,–. 1972
59 Anaesthesia Equipment. By P. Schreiber. XII, 219 pages. DM 59,–. 1972
60 Homoiostase. Wiederherstellung und Aufrechterhaltung. Herausgegeben von F. W. Ahnefeld und M. Halmágyi. XI, 192 Seiten. DM 83,–. 1972
61 Essays on Future Trends in Anaesthesia. By A. Boba. X, 93 pages. DM 36,–. 1972

62 Respiratorischer Flüssigkeits- und Wärmeverlust des Säuglings und Kleinkindes bei künstlicher Beatmung. Von W. Dick. VIII, 69 Seiten. DM 40,-. 1972
64 Sauerstoffüberdruckbehandlung. Probleme und Anwendung. Herausgegeben von I. Podlesch. IX, 97 Seiten. DM 47,-. 1972
65 Der Wasser- und Elektrolythaushalt des Kranken. Von H. Baur. XI, 221 Seiten. DM 59,-. 1972
66 Überlebens- und Wiederbelebungszeit des Herzens. Von P. G. Spieckermann. IX, 116 Seiten. DM 47,-. 1973
67 Sauerstoffbedarf und Sauerstoffversorgung des Herzens in Narkose. Von D. Kettler. VIII, 53 Seiten. DM 30,-. 1973
68 Anaesthesie mit Gamma-Hydroxibuttersäure. Herausgegeben von W. Bushart und P. Rittmeyer. IX, 93 Seiten. DM 30,-. 1973
70 Die Sekretionsleistung des Nebennierenmarks unter dem Einfluß von Narkotica und Muskelrelaxantien. Von M. Göthert. VIII, 89 Seiten. DM 36,-. 1972
71 Anaesthesie und Wiederbelebung bei Säuglingen und Kleinkindern. Herausgegeben von F. W. Ahnefeld und M. Halmágyi. IX, 83 Seiten. DM 40,-. 1973
72 Therapie lebensbedrohlicher Zustände bei Säuglingen und Kleinkindern. Herausgegeben von R. Frey, M. Halmágyi und K. Lang. IX, 136 Seiten. DM 69,-. 1973
73 Diagnostische und therapeutische Nervenblockaden. Herausgegeben von R. Frey, M. Halmágyi und H. Nolte. IX, 67 Seiten. DM 36,-. 1973
75 Anesthetic Management of Endocrine Disease. By T. Oyama. IX, 220 pages. DM 65,-. 1973
77 Herzrhythmus und Anaesthesie. Herausgegeben von H. Nolte und J. Wurster. IX, 55 Seiten. DM 30,-. 1973
78 Biotelemetrie. Angewandte biomedizinische Technik. Von H. Hutten. VII, 70 Seiten. DM 39,-. 1973
79 Coronardurchblutung und Energieumsatz des menschlichen Herzens unter verschiedenen Anaesthetica. Von H. Sonntag. VIII, 56 Seiten. DM 36,-. 1973
81 Stoffwechselwirkungen von Trometamol. Von H. Helwig. VIII, 96 Seiten. DM 36,-. 1974
85 Blutersatz durch stromafreie Hämoglobinlösung. Von J. M. Unseld. VIII, 90 Seiten. DM 32,-. 1974
95 Mobile Intensive Care Units. Edited by R. Frey, E. Nagel and P. Safar. XV, 271 pages. DM 48,-. 1976

98 Intraaortale Ballongegenpulsation. Von E. R. de Vivie. X, 96 Seiten. DM 28,-. 1976
100 Anaesthesie und ärztliche Sorgfaltspflicht. Von H. W. Opderbecke. IX, 124 Seiten. DM 36,-. 1978
101 Myokarddurchblutung und Stoffwechselparameter im arteriellen Blut bei Hämodilutionsperfusion. Von D. Regensburger. VII, 75 Seiten. DM 36,-. 1976
102 Coronarinsuffizienz, Pathophysiologie und Anaesthesieprobleme bei der Coronarchirurgie. Herausgegeben von M. Zindler und R. Purschke. XIII, 166 Seiten. DM 48,-. 1977
103 Fettemulsionen in der parenteralen Ernährung. Herausgegeben von A. Wretlind, R. Frey, K. Eyrich und H. Makowski. X, 222 Seiten. DM 48,-. 1977
104 Die akute normovolämische Hämodilution in klinischer Anwendung. Von A. J. Coburg. XI, 89 Seiten. DM 28,-. 1977
105 Lungenveränderungen während Dauerbeatmung. Von H. Reineke. VII, 56 Seiten. DM 36,-. 1977
106 Etomidate. Edited by A. Doenicke. XI, 155 pages. DM 36,-. 1977
107 Die kontrollierte Hypotension mit Nitroprussidnatrium in der Neuroanaesthesie. Von K. Huse. IX, 98 Seiten. DM 38,-. 1977
108 Transcutane Sauerstoffmessung. Von K. Stosseck. VIII, 68 Seiten. DM 32,-. 1977
109 20 Jahre Fluothane. Herausgegeben von E. Kirchner. XVIII, 343 Seiten. DM 58,-. 1978
110 Neue Untersuchungen mit Gamma-Hydroxibuttersäure. Herausgegeben von R. Frey. XIII, 149 Seiten. DM 38,-. 1978
111 Anaphylaktoide Reaktionen. Von J. Ring. XV, 202 Seiten. DM 54,-. 1978
112 Kreislaufproblematik und Anaesthesie bei geriatrischen Patienten. Von G. Haldemann. VIII, 55 Seiten. DM 28,-. 1978
113 Regionalanaesthesie in der Geburtshilfe. Herausgegeben von L. Beck, K. Strasser und M. Zindler. IX, 94 Seiten. DM 32,-. 1978
114 Zur funktionellen Beeinflussung der Lunge durch Anaesthetica. Von B. Landauer. XV, 155 Seiten. DM 58,-. 1979
115 Zum Problem der Aspiration bei der Narkose. Von Gh. Sekhati-Chafai. X, 99 Seiten. DM 34,-. 1979
118 Dobutamin. Herausgeben von H. Just. XI, 81 Seiten. DM 32,-. 1978
119 Sympathico-adrenerge Stimulation und Lungenveränderungen. Von G. Metz. VIII, 90 Seiten. DM 42,-. 1979

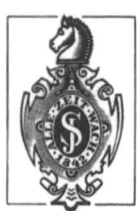

Preisänderungen vorbehalten

Springer-Verlag Berlin Heidelberg New York

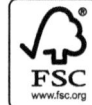

MIX
Papier aus verantwortungsvollen Quellen
Paper from responsible sources
FSC® C105338

If you have any concerns about our products,
you can contact us on
ProductSafety@springernature.com

In case Publisher is established outside the EU,
the EU authorized representative is:
**Springer Nature Customer Service Center GmbH
Europaplatz 3, 69115 Heidelberg, Germany**

Printed by Libri Plureos GmbH
in Hamburg, Germany